KB234254

침향(沈香)

천상(天上)의 향기(香氣)

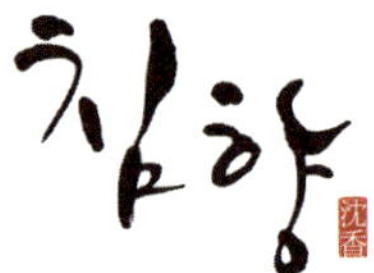

천상(天上)의 향기(香氣)

초판 1쇄 인쇄일 2015년 4월 24일
초판 1쇄 발행일 2015년 4월 28일

지은이 장홍래
펴낸이 양옥매
책임편집 육성수
디자인 이윤경
교정 조준경

펴낸곳 도서출판 책과나무
출판등록 제2012-000376
주소 서울특별시 마포구 월드컵북로 44길 37 천지빌딩 3층
대표전화 02.372.1537 **팩스** 02.372.1538
이메일 booknamu2007@naver.com
홈페이지 www.booknamu.com
ISBN 979-11-5776-035-0(13570)

이 도서의 국립중앙도서관 출판시도서목록(CIP)은 서지정보유통지원 시스템
홈페이지(http://seoji.nl.go.kr)와 국가자료공동목록시스템
(http://www.nl.go.kr/kolisnet)에서 이용하실 수 있습니다.
(CIP제어번호 : CIP2015011842)

장홍래 지음

침향 沈香

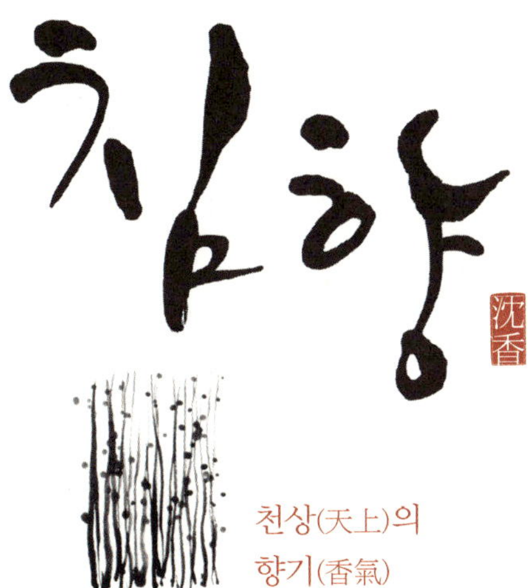

천상(天上)의
향기(香氣)

책과나무

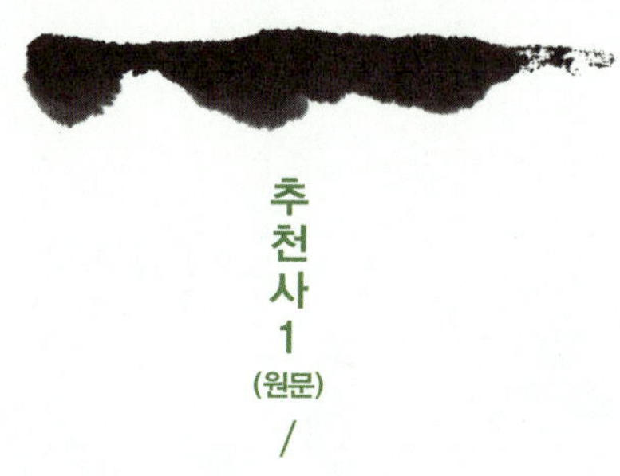

承蒙张先生请我写序，内心万分荣幸。张先生是我多年从事沉香行业仅见学习"香学"知识最认真，最热心的一位德业兼修的君子，用心将韩国悠久的文化结晶溯其源流，亲身感悟沉香之妙与众人分享。在此书中，张先生以简单清楚的说明，循序渐进地引领读者进入"香雪"天地，为有心学习的朋友指引明确的方向。

爱沉香的人，必须是儒雅内敛，有修养风度。若非有缘人，的确难以参透。沉香不仅香气清远，并蕴含庞大的气场能量。它是人间的瑰宝，几千年来从帝王权贵，到文化墨客，无不为之倾心。沉香的价值既能体现在悠然书斋琴房，又可缥缈于宗教殿堂；既可怡情养性，又可祛病疗疾。

家有万贯，不如沉香在手；遍尝美食，不如闻香一味。这是一位沉香资深收藏家的心得。静坐焚香，广受现代人推崇。近年来许多承受生活高压的人，往往苦于思虑太甚，无法静心养性。静坐闻香，即可解决静坐时心烦意乱困扰。深谙其妙的收藏家往往藏而不露，非行家不易接触；而沉香价格逐年上涨，一般人若无机缘，无法接触"好沉香"，了解沉香。所以人跟沉香的缘分，往往是结"有缘人"。

沉香自古即是重要的熏香香材 。 对忙碌紧张的现代人而言，沉香有安神助眠的效果；每晚睡前点上一炉香，只需少许沉香屑，便有满室馨香助人好梦。用少许土沉或奇楠放在茶壶中用开水冲泡，即有清香甘美的沉香水，有防疫保健的效果 。

沉香的医疗价值，行气止痛 、降逆调中 、交通心贤 、温贤纳气 、壮阳除痹 。

沉香在药理上的多种应用：

（一） 对人类结核杆菌有强烈抑制作用；

（二） 对伤寒和福氏痢疾杆菌有强烈抑制作用；

（三） 有镇静、止咳作用；

（四） 有降压作用；

（五） 有抗心律失常和抗心肌缺血的作用；

（六） 有抗癌作用 。

随着沉香的药用价值不断地被肯定，不断地被开发，资源的稀缺性越来越体现出来。沉香的经济价值相当丰富，野生老沉香越来越难得 。从沉香的药用功能的角度，提出其珍贵的价值，并期望能对沉香有正确的认识，让有限的资源帮助更多人得到健康 。相信您在读完本书并亲自体验后，必定有很多心得，可以参悟沉香之奥妙 。

2015.4.2

程治衛 (중국향도총연합회 회장의 스승)

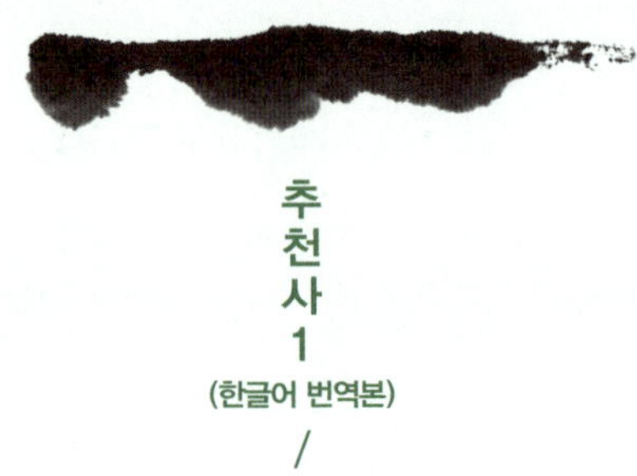

먼저 추천사를 쓰게 되어 영광스럽게 생각합니다. 장 선생은 내가 침향업에 종사해 온 이래 가장 열심히 배운 사람입니다. 이 책의 간결하면서도 분명한 설명을 통하여 침향의 신세계를 경험할 뿐만 아니라 침향에 대한 명확한 학습방향을 이해할 수 있을 것입니다.

침향을 사랑하는 여러분은 반드시 안으로 절제하고, 단아한 덕을 가져야 하며, 또한 수양의 품격을 지녀야 합니다. 침향은 인연이 없다면 접근하기도 어려운 분야입니다. 침향은 향기가 맑고 고귀하고 그 역량도 매우 크다 할 것입니다. 세상의 보배이며, 수천 년 이래 제왕과 귀족에서부터 문인에 이르기까지 두루 사랑받았으며, 종교 및 양생치병의 중요한 재료로 쓰였습니다.

집안의 온갖 보물이 있다 하여도, 손에 침향이 있는 것보다도 못하고, 온갖 미식을 두루 먹어도, 침향의 향기를 한 번 맡는 것보다도 못하다는 말이 있습니다. 현대에 이르러 생활의 스트레스를 받는 많은 사람들에게 추종받으면서 침향 가격도 덩달아 오르고 있습니다. 보통 사람은 인연이 없으니 접하기 쉽지 않은 것이 바로 침향입니다.

　　침향은 자고이래 중요한 향재이며, 많은 긴장 속에 사는 현대인의 수면을 돕는 좋은 친구입니다. 잠이 들기 전 침향을 맡고 바로 수면에 들면 좋은 꿈도 꾸게 될 것입니다. 때로는 토침향이나 기남침향을 뜨거운 물에 담가 맑고 감미로운 향기의 침향 수를 마시면 건강에도 좋습니다.

　　침향의 이러한 의약적 가치는 기를 잘 통하게 하며, 심장과 신장에 도움을 주고, 원기를 보전하게 하며, 양기를 돋우고, 마비를 낫게도 합니다. 침향의 구체적 약용효과는 1) 결핵균, 이질간균 등 각종 세균에 대한 강력한 억제작용, 2) 진정 및 기침억제 작용, 3) 혈압을 낮추는 효과, 4) 심장혈관질환 개선, 5) 항암작용 등입니다.

　　침향의 약용가치는 사람들에게 인정받으면서 그 희소성도 날마다 커지고 있습니다. 특히 야생 침향은 갈수록 얻기가 어려워지고 있습니다. 침향의 약용가치는 귀중한 것으로, 이 책을 잘 읽고 침향을 경험한다면 침향의 오묘함을 반드시 체험하게 될 것입니다.

2015년 4월 2일

정치위 (중국향도총연합회 회장의 스승)

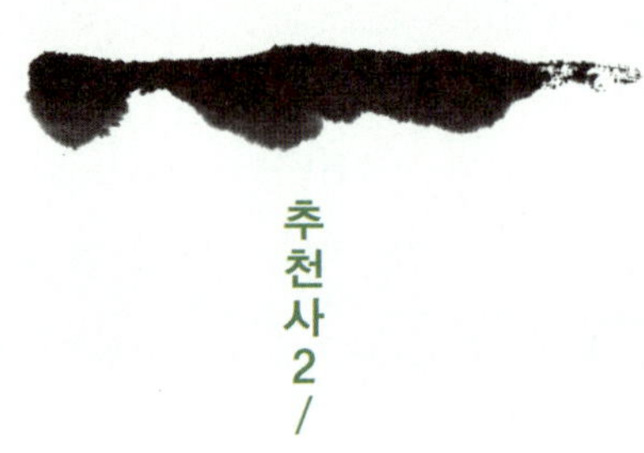

‘침향’이라는 단어를 수십 년 전에 처음 들어 본 것으로 기억합니다. 도서관에서 불교 관련 서적을 보다가 우연히 매향의식에 대해 관심 있게 읽게 되었고, 거기서 ‘침향’이라는 단어를 보게 되었습니다. 일반 서민들이 미륵 세상을 염원하기 위해 매향의식을 통해 그토록 간절히 얻고자 했던 침향. 잊어버렸던 침향을 다시 접한 건 한의학과에 진학을 하고 난 이후였습니다. 한의대에 입학한 후 한의서에서 침향을 종종 보게 되었고, 약재 시장에서도 수많은 종류의 침향을 만나 보았습니다.

그러다가 한의사가 되면서, 없는 박봉의 수련 월급을 쪼개 가며 경동시장 곳곳에서 침향을 조금씩 구입하기 시작했습니다. 향도 보고, 맛도 보고, 만져도 보고. 말로만 듣고 눈으로 구경만 하던, 구입에 엄두를 내지 못하던 침향을 처음 구입해서 기대를 품고 태워보던 그 순간을 지금도 잊지 못합니다.

아마 2002년경 봄으로 기억합니다. 약재 시장에서 구한 침향에 라이터로 불을 붙이는 순간, ‘드디어 하늘에서 단비처럼 내리는 그 달콤한 향기로운 향이 나를 감싸겠구나.' 하는 기대와는 달리, 타이어가 타는 듯한 냄새가 방 안에 진동하면서 저를 감싸 안았습니다. '정말로 이것이 침향의 향기란 말인가? 타이어 타는 냄새는 분명 석유화합물에서 나는 인공의 냄새인 것 같은데…….' 그러나 당시 누구도 저의 의문에 답을 줄 수 있는 전문가는 없었습니다.

그러다가 2010년경 진품 침향을 만나고, 그 이듬해인 2011년경 중국에 가서야 비로소 침향의 진가를 배우고 알게 되었습니다. 이를 위해서는 많은 학습의 시간과 비용을 지불해야 했습니다. 알고 보니 진품 침향은 이미 제 주변에 가장 가까운 곳에 있었습니다. 침향은 3대의 공이 있어야 만난다고 하더니, 역시 만나기 쉽지 않은 영물인 것 같습니다.

이제 국내에도 침향에 관한 가장 정리가 잘된 책이 선을 보이게 되었습니다. 온전히 장홍래 회계사 개인의 집요한 노력이 맺은 결실입니다. 이는 어떤 한의사도 해내지 못한 중대한 성과입니다.

세상에는 침향에 대한 수많은 논쟁과 진실이 존재합니다. 이 책은 그 복잡하고 오묘한 침향의 세계로 여러분을 조금씩 인도해 주는 좋은 길라잡이 역할을 할 것으로 기대됩니다. 이 책을 발판으로 더 많은 연구자, 애호가분들께서 더 좋은 성과를 내시길 기대합니다.

장홍래 선생님의 노고에 박수를 보내며
2015년 3월 31일
춘광(春光) **배한호** (한의학박사/한방내과 전문의/다움한의원 원장)

침향(沈香) 1

향기를 맡는다.

향기를 잊는다

향기를 맡는다.

지혜가 만발하며, 연민의 눈물이 흐르며,

사랑이 온 존재에게 있기를 소망한다.

온 누리 온 존재에게 이 오묘한 향기가 평화와 기쁨을……

침향(沈香)2

단아하게

시원하게

달콤하게

세상을 위한

세상의 향기가……

　이 책을 쓰게 된 동기는 향기 중의 왕, 나무 중의 다이아몬드라 불리 정도로 고대부터 현재까지 불리는 최고급 약재(藥材)이며 향재(香材)인 침향에 대해 일반인이 잘 모르는 가운데, 현재 우리나라를 비롯하여 중국·캄보디아·베트남·일본·인도네시아·말레이시아 등 세계 각국의 시장에서 가짜 침향이 대부분을 차지하고 있기 때문이다. 그뿐만이 아니라 침향을 약이나 차, 향으로 잘못 사용하면서 금전적 손해와 더불어 오히려 건강에 해를 입는 경우를 많이 접하며 안타까웠기 때문이다.

　그렇기 때문에 이 책에서는 침향의 진위 및 우열 여부의 판단 방법과 침향을 어떤 방법으로 문향(품향)하여야 침향을 효과적으로 활용할 수 있는가에 초점을 맞추고 있다. 그리고 침향의 정확한 정의, 분류방법, 의학적 및 역사적 가치를 도표형식으로 상세하게 언급하고 있다.

　침향은 기독교·천주교·불교·도교·이슬람교·유교 등 많은 종교에서 성물 내지 귀한 향재로 여겨졌으며, 역사적으로는 한국·중국·일본·베트남·중동 등의 국가에서 왕을 비롯한 상류계층의 약재 및 향재로 사용되는 귀중한 물건이었다. 현대에 이르러서야 일반 사람에게도 조금씩 알려지고 사용되기 시작하였다.

　우리나라의 경우에는 신라 시대부터 왕과 귀족들이 다양한 용도로 사용하였으며, 고려 시대(중국 송나라)에는 사용량이 많아 국가 예산의 상당 부분을 침향 등 향재료를 구입하는 데 사용하였다. 조선 시대에는 왕이 친히 주관하는 국가제전에만 침향이 사용되었는데, 세종대

왕도 침향을 귀하게 생각하였으며, 왕들조차 많이 사용하지는 못하였다.

중국의 경우에도 황제를 제외한 황족 등에게도 매월 사용량을 소량으로 제한하였다. 일본의 경우, 향도는 100여 개 넘는 유파가 있을 정도로 전통과 역사를 자랑하는데, 그 가운데 가장 중요한 향재가 바로 침향이다.

향이 주는 여러 가지 좋은 장점에도 불구하고, 현재 가정이나 사찰에서 사용하는 향의 대부분이 폐나 기관지의 손상, 두통 유발 등 인체에 직접적으로 해를 입히는 발암성 화학성분이 가득한 향인 점이 매우 안타깝다. 개인적으로 이러한 향을 피운 공간에 들어가면, 잠시 동안 머무르기도 힘들다. 늘 이러한 향을 맡는 사람들이 주변에 많이 있다는 사실이 더 안타깝다.

인류의 역사와 궤를 같이 해 온 아름다운 향 문화가 진정한 도(道)로 승화되기를 바란다. 그런데 이 또한 향재(香材)에 대한 올바른 이해가 선행되지 아니하면 이루어질 수 없다. 그리고 가짜 침향이 범람하는 현재, 인체에 미치는 영향을 고려하여 침향을 약재 · 향재 · 향수 등의 원료로 사용하는 업계를 비롯하여 학계 및 관계기관의 연구와 엄격한 관리가 요구된다.

후각만이 감정을 조절하는 뇌의 변연계와 직접 연결되어 있다. 칸트는 후각을 "이성이 통제할 수 없는 원초적인 감각"이라 하여 천시하였고, 반대로 니체는 후각을 "문명의 병을 알리는 자연"이라고 말하며, "후각이야말로 인간에게 기쁨을 주는 최고의 수단"이라고 하였다. 이러한 후각을 직접 자극하는 향 중의 왕이라 불리는 침향의 향기, 그 오묘함을 많은 사람이 경험해 보길 바란다. 또한, 진정으로 좋은 침향의 향기가 물질문명이 극도로 발전하여 정신적으로 피곤한 현대인에게 신체 및 정신적으로 유익한 도구가 되기를 바란다.

이 책이 나오기까지 여러 방면에서 힘껏 도와주신 참 좋은 침향 스승이자 중국 최고 리더층과 침향으로 교류하시는 청라오스, 한국에서 가장 오랜 시간 한국 전통 향을 연구하신 은사 스님, 그리고 한의학적 관점에서 도움을 주신 다움한의원 배한호 원장님에게 진심으로 감사의 말씀을 드린다. 또한, 많은 학습비를 사용하게 한 반면교사 상인분들에게도 감사의 말씀을 전한다.

일반인으로서 침향의 매력에 젖어, 많은 시행착오 끝에 졸저가 나왔다. 이 책의 부족함은 다음에 다시 메우기를 바라며, 여러분의 너그러운 이해와 좋은 의견을 적극 기대한다.

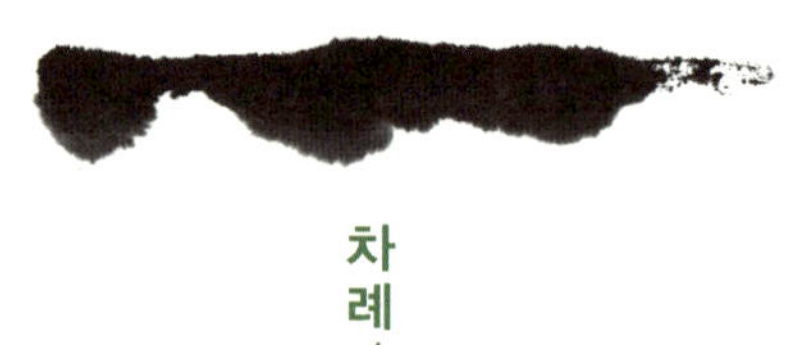

차례

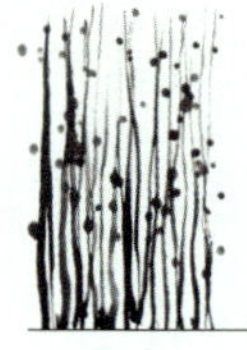

제1장
침향의 정의 및 분류

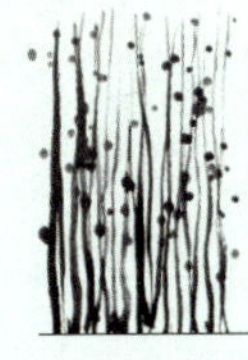

제 2장
침향의 진위 및 우열 구별법

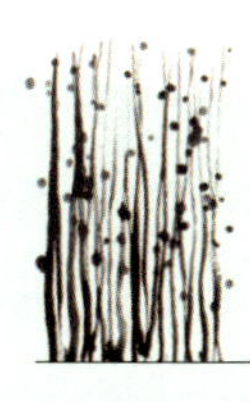

제 **3** 장
침향의 올바른 문향방법 및 문향수준의 4단계

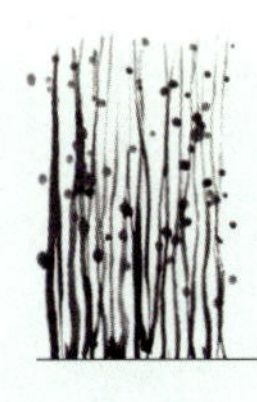

제 **4**장
침향의 가치와 활용

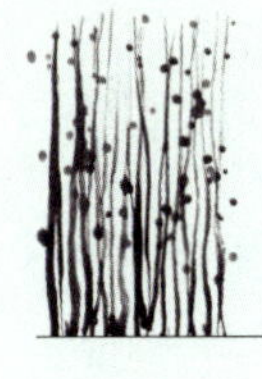

부록

	침향의 사용	비고
사용 종교	기독교 · 불교 · 천주교 · 유교 · 도교 · 이슬람교 등 기독교: 구약 및 신약 5차례 언급 불교: 법 화경 등 다수 언급 유교: 국가제전 등 사용 도교: '황정경'에 의한 내단 및 외단의 중요 약재 및 향재 이슬람: 향훈의식 및 일상생활 사용	현대에서는 불교와 온건 이슬람에서 주로 침향 등을 사용하지만, 과거에는 결코 특정 종교의 전유물이 아니었으며, 과거 기독교 · 천주교 등에서도 성경에 명확히 5곳에서 침향에 대하여 언급하고 있다. 구약에는 "하나님이 직접 심으신 침향나무"라는 구절도 있다. 도교에서는 선단제조 및 단전호흡 등 호흡수련의 중요한 보조도구로 침향을 사용한다. 해독 및 축기의 중요한 향재료이다.
사용 국가	베트남 · 중국 · 캄보디아 · 라오스 · 미얀마 · 태국 · 인도네시아 · 말레이시아 · 인도 · 스리랑카 · 한국 · 일본 등 아시아국가 및 프랑스 · 영국 · 이탈리아 등 유럽국가 및 미국 *현재 침향의 대부분은 중국 소비, 일본의 향도 및 선향제조, 중동의 침향유 및 유럽 및 미국의 고급향수 제조용으로 사용된다.	*현재 중국 · 대만 · 일본 · 중동 및 미국과 유럽국가(고급향수제조용)가 세계 침향의 대부분을 소비하며, 시장 규모를 최소 수십조 원 이상으로 보고 있다.
사용범위	최고급 한약 약재(공진단 · 구심안신환 · 침향강기탕 · 기응환 등), 최고급 향수(Amouage · DuBois	−최고의 문향, 약재, 향수 등 침향을 재료로 하는 약재 처방은 160여 가지가 넘을 정도로(의방유

| 사용범위 | • 레반티움–펜랄할리곤스 · 향리담香理淡), 고급 차, 고가의 술, 고가의 화장품 등

*침향차, 침향술, 침향분말은 침향에 대하여 잘 알기 전까지는 함부로 복용하지 않는다. 시중에서 판매되는 대부분 제품이 화학적으로 제조한 가짜 침향이거나 유사침향목으로, 복용 시 설사 · 복통 · 두통 · 치통 · 두드러기 · 신체 마비증상 등을 유발한다. | 취의 경우1000여 가지)로 침향은 한약 약재로 중요하게 사용되고 있으며, 특히 심혈관질환 및 심장 · 폐 · 신장 · 위장 등에 유효한 약재로 사용되고 있다.

*최근 현대의학에서도 항암작용, 생리 활성작용 등이 있는 것으로 연구 · 발표되었다(제4장 참조). |
| 문향
(品香) | 문향은 크게 세 가지 방법으로 이용된다.

1. 침향을 코로 직접 맡는 방법(원재료)
2. 침향을 태워서 맡는 방법(가루향, 향 및 침향편)
3. 침향을 전통향로(향도) 및 전기향로로 맡는 방법

*필자는 전통향도에서도 전통향로와 전기향로를 동시에 사용할 것을 추천한다. 그 이유는 침향의 다양한 방향성 수지성분들이 기체로 변하여 향기를 발하는 기화점이 상이한데, 전기향로가 쉬운 온도 조절로 다양한 향기를 문향할 수 있게 해 주기 때문이다. | 전기향로 구입시 반드시 온도조절이 가능한 제품을 구입하고, 취향이 쉽게 가급적 향로의 목이 긴 제품을 구입한다.

*문향은 향기의 변화, 즉 향운(시원한 향, 쓴 향, 꽃 향, 달콤한 향, 우유 향, 견과류 향, 시짠 향, 약간 매운 느낌, 얼얼한 느낌 등의 변화)을 느끼는 것이 핵심이며, 또한 신체와 정신에 미치는 변화(목 · 혀 · 머리 · 단전 · 등줄기 · 침의 생성 · 경락의 느낌 등)를 잘 관찰하는 것이 중요하다. |

	*기남 등 최고급 침향은 코로 직접 맡는 경우에도 청아하며 오묘한 향기를 남긴다. 가짜 침향은 진한 향수 비슷한 향기를 발한다. *문향의 세 가지 방법은 침향의 진위 및 우열 여부를 판단하는 데 가장 중요한 기준의 하나이기도 하다. 현재의 가짜 침향기술이 아무리 뛰어나도 세 가지 문향 방법으로 분별할 수 있다. 침향의 오묘한 향기는 복제가 불가능하다. *문향은 "온도조절의 예술"이다. 다양한 온도에서 갖는 침향 향기의 오케스트라 같은 향기의 파노라마를 경험할 수 있다. *문향에서 또 하나 중요한 것은 적절한 습도(50~70% 전후)이다. 비강 내 후각점막이 촉촉해야 향기에 민감해진다. 문향 전 온수를 마시는 것도 문향에 좋다. 그리고 저급의 가루향 등을 태워서 맡는 경우는 폐에 안 좋은 영향이 있을 수 있으므로 신중해야 한다.	*낮은 등급의 침향은 문향 시 150도 이상에서 향기가 발향되기 시작한다. *200도 이상의 문향은 나무를 태우는 것과 비슷하며 문향이라고 하기 어렵다(순간에 고온으로 문향하면 낮은 온도의 기화점을 갖는 침향수지의 일부는 바로 태워져 없어지므로 향기를 못 맡게 된다). *한국사찰 내에서 사용하는 화학향으로 인하여 스님들의 건강과 목조건물에 악영향이 현재 많이 있다. 특히 스님과 수행자들의 기관지와 폐가 많이 손상되고 있어 안타깝다.
문향 (품향) 수준의 4단계	초급: 좋은 향기와 나쁜 향기 구별이 어렵다. 침향 진위구별, 향기의 상세, 향로의 온도와 향기의 상관관계 인식이 어렵다. 중급: 향기의 분류가 가능하다. 침향산지 일부를 구별할 수 있으며, 진위 및 우열의 구별이 가능하다. 신체의 반응에 대해 체계적으로	

이해하기 시작한다.

고급: 향의 변화(향운)의 명확한 인식, 기남침향에 대한 정확한 이해 및 일반침향과 차이에 대한 명확한 구별, 다양한 향재의 배합이 가능하다. 침향향기의 신체 및 정신에 대한 반응을 명확하게 이해한다.

무급(관향·관상의 단계): 향연·향기의 변화 및 호흡관찰 등을 통한 자기 마음상태를 관찰하게 된다. 문향을 통하여 무차별과 지혜가 만발하는 상태로 들어간다(문향 중의 열반).

침향의 오묘한 향은 처음 접하는 사람에게 설레는 기쁨을 준다. 그리고 나아가면 호흡의 편안함과 잔잔한 행복감을 주며, 여기서 더 나아가면 삼매로 상태로 들어가며, 다시 한 단계로 더 나아가면 온전한 관찰자로 남게 된다. 거기에서 세상에 대한 연민과 사랑의 마음도 나온다.

···▶ 침향(침향으로 만든 제품 포함)의 진위 여부는 향기를 통하여 분별하는 것이 가장 기본적이며, 직접 태워 보거나 향로 등을 통하여 반드시 향기를 맡아 진위 여부 및 우열을 결정한다. 침향의 향기는 결코 역하지 않으며, 세상의 그 어떤 인공향기도 줄 수 없는 그 무언가를 반드시 전한다. 2천 년 이상에 걸쳐 고귀하게 사용된 역사가 그것을 증명한다. 그러나 야생침향의 경우, 인간의 욕심에 의하여 남벌되어 중국의 경우 수백 년 전부터, 베트남 등의 경우 20여 년 전부터 이미 멸종위기이며, 현재는 국제협약(CITES)에 의한 멸종위기 보호식물로 등록되어, 이미 진짜 야생침향은 찾아보기가 매우 힘들어졌다.

1. 현재 중국·일본·대만·베트남·캄보디아·태국·말레이시아·인도네시아·인도·스리랑카 및 우리나라 등에서 유통되는 대부분의 침향은 낮은 등급의 인공재배 침향이거나 가짜 침향이므로 주의해야 한다. 침향에 대하여 잘 알기 전까지는 함부로 침향차, 침향분말 및 침향술로 절대 음용 및 문향(품향)하지 말 것을 권한다. 시중에 가짜 침향차나 가짜 침향술을 마시고 코피를 흘리고 두통·복통을 일으키거나 이가 붓고, 두드러기, 설사, 심지어 기절하는 증상까지도 나타난다. 그리고 가짜 묵주·염주·단주 등을 신체에 착용할 경우에는 화학약품 성분이 두드러기 등 알레르기 반응을 일으킨다. 착용 후 가렵거나 두드러기가 나면 가짜 침향이므로 즉시 착용을 중지해야 한다. 진짜 침향은 좋은 약성을 갖고 있으며, 부드럽게 온몸을 이완시키며, 온몸의 경락을 편하게 그리고 잔잔하게 열어준다(한의학 관점의 명현반응이 은은하게 나온다, 入通百脈).

2. 야생침향은 국제멸종위기동식물보호협약(CITES)에서 정한 멸종위기 보호식물로, 베트남·중국·캄보디아·미얀마·라오스 대부분 산지에서 채취가 불법이며, 매우 엄격히 처벌한다. 따라서 밀림에서 직접 채취 가공했다고 하면 불법 제품이다. 불법적 거래 침향을 약재로 사용하는 경우에도 함께 처벌된다는 점을 명심해야 한다.

3. 현재 베트남·중국·캄보디아·라오스·미얀마·인도·태국·

인도네시아 · 말레이시아 등에서도 야생침향은 이미 거의 채취되지 않는다. 인도의 경우 수백 년 전에, 중국의 경우에는 청나라 말기에, 그리고 베트남의 경우 20여 년 전부터 야생침향이 거의 채취되지 않는다는 것이 정설이다. 시중에 야생침향이 많이 유통되는 것 자체가 불가능하다. 각종 가짜 침향이 베트남을 시작으로 본격적으로 여러 나라에서 유통된 것이 이미 20년이 넘었다. 그리고 현재 200g 이상 침향 덩어리로 시중에 많이 소장되고 있는 대부분이 침향이 아닌 다른 향목류 나무이다. 따라서 문향이나 약재 사용이 불가능하다.

4. 중국 · 베트남 · 캄보디아 · 태국 · 인도네시아 · 말레이시아 등의 공장에서 제조되어 각국으로 유통되는 가짜 침향은 그 가짜 제조기술이 매우 발달하여, 최고의 가짜 침향의 경우 현재 소수의 전문가만이 그 진위 여부를 판별할 수 있다. 고급 침향수지를 바르거나 강제 침투시킨 침향 제품은 그냥 코로만 맡는 경우 분별이 어려우며, 향로로 장시간 문향하여야 정확한 분별이 가능하다.

5. 결론적으로, 침향에 대하여 잘 알기 전까지는 함부로 침향을 먹고, 마시고, 문향 또는 몸에 휴대하지 말 것을 권고한다. 특히 어린 아이나 아기에게는 더더욱 주의해야 한다. 현실적으로 가격의 고저 여부를 떠나서 야생침향은 고대나 지금이나 쉽게 접할 수 있는 물건이 아님을 인식하여야 한다. 그리고 일반 문향자나 수행자 모두 좋은 천연향재만을 사용하여 모두가 건강에 문제가 없으며, 뜻하는 바가 이루어지길 진심으로 바란다.

제**1**장

침향의
정의 및 분류

주산지는 베트남, 캄보디아, 라오스,
미얀마, 태국, 인도, 중국, 인도네시아, 말레이시아 등으로
오묘한 향기가 나는 침향나무의 수지이다.

지향력은 향기의 지속시간 즉 지속력을 말하며,
기남은 단, 0.01g정도만으로
매일 2시간이상 문향하여도 한달이상 문향할 수도 있다.
저급침향은 1시간이내 그 향기가 다 발향되고 없어진다.

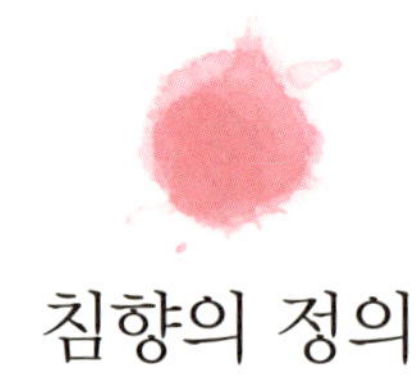

침향의 정의

1) 침향의 정의

베트남 등이 속한 인도차이나반도, 인도네시아, 말레이시아 및 중국 남부 등의 열대 및 아열대지역에서 자라는 침향나무(보통 수령 100년 미만)가 바람에 부러지거나 개미 등의 공격을 받거나 사람이 인위적으로 나무에 상처를 준 경우 Crytosphaerca Mangifera 등 각종 진균에 감염되는데, 이 진균으로부터 스스로를 보호하기 위하여 분비하는 자가방어 면역물질이 바로 침향이다. 이는 향기나는 다양한 수지(樹脂)와 진균의 혼합응결체(나무기름 · 소나무 송진과 비슷)로 나타난다.

침향 내 수지가 없는 목질비율과 수지의 함유량 및 채취장소(땅속, 땅 위, 물속, 살아 있거나 죽은 침향나무 등)에 따라 다양한 형태의 모습(덩어리-소괴, 나무토막, 흙덩어리, 나뭇가지, 껍질 등)을 갖는다.

침향에 대한 고서는 대부분 중국에서 기술된 것이며, 한국에서는 중국 고서에 근거하여 다시 기록하였다. 근대 이전, 한국과 일본 및 중국에서는 임상적으로는 침수되는 침향만을 약재로 사용하고(물론 그 사용계층은 귀족계층에 한정되었다), 침수되지 않는 침향의 경우에는 문향 위주로 사용하였다. 그러나 현재는 야생침향이 고갈상태여서, 대부분 재배 침향내지 가짜 침향이 약재로 사용되고 있다.

문제는 재배 침향의 경우, 현실적으로 침수되는 침향은 생산되지 않는다는 점이다. 따라서 〈중국약전(2010년)〉은 침향수지함량이 10% 이상만 되면 약재로 사용할 수 있다고 명기하고 있다. 이는 이러한 현실적인 이유를 반영한 것이다. 그리고 근대 이전과 달리 현재에는 알코올이나 물 등을 이용하여 침향수지를 충분히 분리하여 순수한 침향 성분만을 약으로 정제하여 사용할 수 있기 때문에 굳이 침수여부를 약재 사용 가능 여부를 판단하는 기준으로 삼을 수는 없을 것이다.

또 한 가지 중요한 사실은 침향 중에서도 약재 및 문향의 최고등급인 기남침향의 경우에는 대부분 침수되지 않는다는 점이다. 근대 이전의 고서에서 기남침향에 대한 연구는 현재보다 미미하여서 간단하게만 침향과 기남을 분리하고 약간의 묘사 정도만 간략하게 언급했다. 그리고 토침향 등 일부 침향에 대한 언급은 전혀 없다.

주산지는 베트남, 중국, 캄보디아, 미얀마, 라오스, 태국, 인도네시아, 말레이시아, 인도 등이며, 다양한 형태와 크기를 가지므로 단순히 정의를 내릴 수 없다. 표면은 갈색 또는 흑갈색으로, 황색 분리가 교차하며 광택이 약간 흐른다. 질은 견실하고 단단하며, 물에 담갔을 때 가라앉는다는 의미에서 침향이라고 하였다고 한다.

〈본초강목〉에는 침향이 복통과 급성 위장염을 치료하고 속을 다스리며 오장의 기능을 자양하고 간을 따뜻하게 하는 효능이 있다고 기록되어 있다. 침향의 효능을 살펴보면, 우선 신장·위·간장·비장을 경유하며 기의 순환을 원활히 하고 막힌 기를 제거한다. 또한 각종 암의 예방과 치료에 효과적인데, 미국 특허청에서는 2012년에 미국물질특허를 받은 침향의 큐커비타씬 추출물이 암세포를 소멸시킨다고 전한다.

또한 침향은 만성간염, 간경화와 복수 간과 비장이 부은 것 등 간질환을 치료하며, 양기를 강화하고 허리를 강하게 하며, 신장질환을 치료한다. 기를 중화하고 위를 따뜻하게 하며 기를 통하게 하며, 변비와 천식, 구토 및 딸꾹질 등을 치료한다.

이러한 침향의 성분에는 정유로서 벤질아세톤, P-메토실 등이 있다. 동물실험을 통해 침향의 진정작용이 인정되고 있으며, 침향을 달인 물은 결핵균을 완전히 억제시킬 뿐만 아니라, 티프스균과 적리균에도 강력한 억제 효과를 보인다.

주로 하복부에 냉감을 많이 느끼고 월경불순이 있는 여자와, 정력이 감퇴하고 소변을 자주 보는 남자에게 탁월한 효과가 있다. 이와 더불어 하복통이 심한 사람에게 많이 활용된다. 또한 급성위장염에 위장이 차고 딸꾹질을 그치지 못하고 구토를 일으킬 때, 건위제와 배합하여 사용하기도 한다. 혈관운동성 장애로 안면이 붓고 배뇨가 곤란할 때, 다른 약물과 배합해서 사용하며, 노인이 기운이 허약하여

변비가 있을 때에도 활용된다.

　그뿐만이 아니라, 호흡기질환으로 만성기관지천식에 호흡곤란이 있을 때, 다른 약물과 배합해서 보조적인 효과를 얻을 수 있다. 선천적으로 신장기능이 쇠잔하여 천식이 유발되었을 때에 많이 쓰이는데, 이 경우에는 다른 약보다 이 약으로 좋은 치료결과를 얻게 된다.

　그러나 침향은 분명 소음인 체질에게는 좋은 약재이지만, 몸에 열이 많은 소양인이나 태음인은 많이 먹지 않는 것이 좋다. 또한 음기가 지나치게 약하거나 양기가 강한 사람은 가급적 사용을 자제하는 것이 좋다. 단, 기남과 토침향의 경우에는 상기 부작용이 없다.

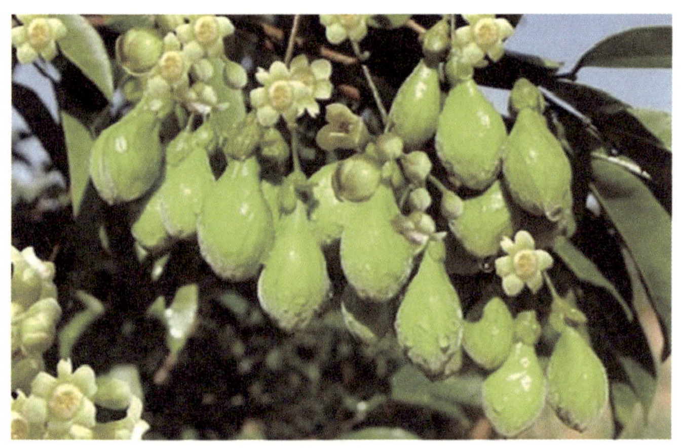

침향나무 꽃

2) 침향(나무)의 정의에 대한 이견

명칭	내용	비고
식물학자	침향=아갈로차(Agallocha)외 30여 침향종 *아갈로차가 별도 침향종인가 크라스나(Crassna) 침향종과 동일한가 학자 간 이견이 있다.	
한국약전	침향=아갈로차(Agallocha, 베트남 특정지역 침향에 한정) *현한국약전은 중국고서에 근거하나 현재의 최신정보를 반영하지 못하고 있다.	침향을 가장 보수적으로 정의하였다.
중국약전 및 고서 (대만포함)	1) 중국약전(2010년) 침향=시넨시스종(Sinensis, 속명: 백목향 · 토침향 · 해남침향 · 영남침향 · 딸아이향 등) 2) 중국 고서 침향=아갈로차종 · 시넨시스종 모두 포함 (근거: 중약대사전, 천향전, 본초강목, 영외대답 등 다수) * 중국은 국수주의 영향으로 과거와 달리 현약전에서는 자국의 시넨시스종(Sinensis)만을 침향으로 인정한다 (임상은크라스나침향종도 과거부터 현재까지 인정).	
베트남약전	침향=아갈로차(Agallocha)=크라스나(Crassna) 및 시넨시스종(Sinensis) 2개 침향종	
CITES (국제멸종위기 동식물보호 거래 협약)	아갈로차=말라센시스(Malaccensis), 보호침향=Aquilaria속내 모든 침향종 및 Gonystylus, Gyrinops속 등 유사침향 포함 *CITES는 보호목적으로 유사 침향까지 포함하여 침향을 폭넓게 인정하나, 이것이 곧 약재 및 향재로 가능함을 의미하는 것을 결코 아니다.	Appendices (부속서)에 열거됨

	고대인도 및 중국, 베트남, 한국, 일본 등에서부터 현재까지 걸쳐 이천 년에 걸쳐 임상적으로 입증된 침향종(3~4개)과는 달리 너무 광의로 침향나무를 정의하고 있어, 현재 이를 상업적으로 악용하고 있다.	
필자의견	침향=아갈로차, 크라스나(Crassna), 시넨시스종(Sinensis) 등 3개 침향종 외에 최근 현대의학에 의하여 검증된 제한된 일부 말라센시스종 *시중에 유통되는 거의 대부분의 침향은 상기 어디에도 속하지 않는 가짜 침향이거나 다른 향목류로 약재 및 문향이 불가능하므로 주의를 요한다.	

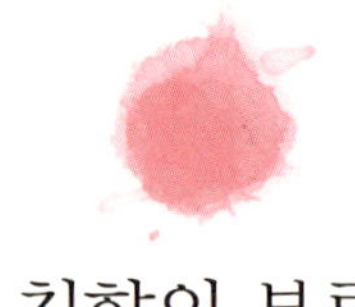

침향의 분류

1) 학술적 분류

침향의 분류는 역사적으로 명명 등에 있어서 조금 혼란이 있다. 그 이유는 동일 침향나무에 대한 복수의 발견자가 각각 다른 이름을 명명하였고, 후속 연구자가 이에 혼란을 일으키고 있기 때문이다. 대표적인 것이 'Aquilaria Agallocha Roxb'이다. (한국 약전에 등 조기침향연구물에 사용되고 있다.) 초기에는 국제협약에(CITES) Aquilaria Malaccensis만을 보호 침향으로 규정하고 있었으나, 2004년 Aquilaia(침향속) 전 종 및 유사 침향까지를 보호종으로 규정하였다.

또한 베트남·캄보디아·라오스 및 중국 등 각국 법률에 의하여 야생침향은 보호되며 임의 채취가 엄격히 금지된다. 현재 CITES는 아갈로차를 말라센시스와 동일하게 인식하고 있다. 아직도 아갈로차가

독립종인가, 크라스나와 동일종인가가 완전히 정립되지 않은 상황에
서 국제협약이 아갈로차를 말라센시스와 동일하게 기재하여 다시금
혼란을 야기하고 있다.

　침향을 즐기는 필자가 보는 현 한국약전의 규정은 고대의 과거 정
보가 한정된 사항에서 정의된 침향만을 침향으로 보는 실수를 하고
있다. 다시 말해서, 현재의 연구 최신정보도 반영되지 않았고, 10여
개국에서 생산되는 침향에 대한 약성에 대한 비교연구도 없다. 학계
를 비롯한 전문가분들의 심층연구를 기대한다.

　단, 베트남 및 중국의 경우에는 약전(중약대사전도 인정) 및 실제 사용
에 있어서 아갈로차 · 크라스나 · 시넨시스 3종을 인정하고 있다(아갈
로차가 크라스나와 동일하다. 별도 침향종이라는 논란은 아직도 있다). 인도네시
아 및 말레이시아 계열은 최고 품질의 침향에 한하여 문향 및 선향으
로 일부 사용하고 있다(약용은 사용하지 않는다). 침향에 대하여 어느 정
도 이해하는 분이라면 왜 그런지 잘 이해할 것이다. 물론 야생침향은
거의 없다는 전제를 둔다.

　침향나무: 식물계, 서향과(한국에서는 팥꽃나무과로 정의), 침향속에 속
　　　　한 나무

▶ 침향속(Aquilaria spp) ◀

		나무 높이 (m)	직경 (cm)	분포국	산지(속명)
1	Aquilaria crassna	40	60	베트남, 캄보디아 *일부 연구자는 이종에서 기남이 채취된다고 주장함	Langco,phuyen,Balong,Bachma(kunam huong), Klen tong aral(klem krasina)
2	Aquilaria Sinensis	40	60	중국	해남도 ,양광(백목향), 영남침향, 고서기재(딸아이향 · 토가남)
3	Aquilaria Resinatum	30	40	중국	침향, 완향, 아향수,딸아이향
4	Aquilaria agallocha	40	70	베트남, 캄보디아, 태국, 라오스	베트남(HoianTram huong) 태국 (Hoian Tram huong)
5	Aguilaria macrophylla	–	–	베트남, 캄보디아, 태국, 라오스	베트남(Tram huong)
6	Aquilaria baillonii	40	80	베트남, 캄보디아	
7	Aquilaria Malacc ensis	40	60	인도네시아, 말레이시아, 인도, 미얀마, 필리핀	Malay peninsula (tapap.sigsig) Sumatra(alim) India(calambac) 미얀마(chingkaras) *현재 시중유통중인 대부분이 이종에 해당하거나 가짜 침향이다.

					*이종은 한국, 중국 및 베트남 약전에서 없는 침향으로 음용의 재료나 약재로 사용해서는 안 된다(기남 등제외).
8	Aquilaria hirta	14	30	인도네시아, 말레이시아	Pahang johor (chamdan)
9	Aquilaria beccariana	20	36	인도네시아, 말레이시아	Johore (merkarasputh), Sarawak (tandukgaru), palembamg (karas)
10	Aquilaria beccariana Tiegh	40	60	인도네시아, 동말레이시아	Kalimantan 850Mup (merkarasp utih gahru)
11	Aquilaria microcarpa	40	80	인도네시아, 말레이시아	Malay peninsula (hepang), Sarawak (tengkaras), Sumatra (tengkaras), Kalimantan (alim)
12	Aquilaria rostrata	40	80	말레이시아	Pahang(garu)
13	Aquilaria maszkowskii	–	–	인도네시아	Sumatora(gahru)

14	Aquilaria cumingiana	5		인도네시아	Sampit(alahan), selam Halmahera (giba kolano)
15	Aquilaria filarial	17	50	인도네시아	Solong 130Mup (age), philipping (dinagat1, Bucasgrande1), seram(lason), morotai(bokum)
16	Aquilaria secundana	–	–	인도네시아	Maluka(gaharu), irian jaya(gaharu)
17	Aquilaria tomentosa	–	–	인도네시아	Irian jaya(gaharu)
18	Aquilaria bancana	–	–	필리핀	Irian jaya (gaharu)
19	Aquilaria pentandra	–	–	필리핀	Irian jaya (gaharu)
20	Aquilaria apiculata	3	–	필리핀	Madanao (mangod)
21	Aquilaria brachyantha	12	30	필리핀	Luzon(binukat)
22	Aquilaria citrinaecarpa	8	–	필리핀	Mindanao (Agododan)
23	Aquilaria parvifolia	15	40	필리핀	Luzno100M up (butiong–litang)
24	Aquilaria urdanentensis	7	–	필리핀	Mindanao (makalan)
25	A.rugosa	40	80	태국, 베트남	

26	A.Subintegra	2~3	–	태국	
27	A.Banaesis	2~3	–	베트남	
28	A.Yunna nensis	3~8	–	중국	
29	A.Akhasina	3~8	–	인도	

(인용근거: 침향보, 소원정, 대만)

⋯▶ 아갈로차와 크라스나가 동일 종이라는 주장도 있다. 중요한 사실은 상기 침향종 모두 약재와 향재가 되는 것은 결코 아니라는 점이다. 약재가 가능한 침향종은 3~4개뿐이다.

2) 고서의 분류

(1) 침향의 형성방식에 따른 분류(고대분류법)

숙결(熟結)	죽은 침향나무에서 채취한 침향 또는 침향이 땅 및 물에 잠긴 후 일정 시간 경과후 채취한 침향, 침향나무 생장과정 중 태풍에 의한 절단, 곤충, 병변, 수관부폐색 등 자연적인 이유에 의하여 수지가 수십 년이상 축적 및 성숙한 침향
생결(生結)	살아있는 침향에서 채취한 침향, 사람이나 동물 등의 외부적 요인에 의하여 침향나무가 상처를 입은 후 분비된 나무수지의 응결체
탈락(脫落)	침향나무가 죽은 후에 나온 침향이거나 침향나무가 벌목 등의 이유로 땅 및 연못 등에 떨어진 후 수지가 순화된 침향. 현대 분류로 치면 도가침향, 수침향, 토숙침향, 토침향이 여기에 해당된다.
충루(蟲漏)	개미, 곤충, 벌레 등이 침향나무에 침범한 후 형성된 침향수지의 응결체 *총루침향의 경우 문향 시 달콤한 향기가 주를 이룬다.

···› 분류근거 : 본초강목(本草綱目, 명나라, 이시진), 철위산총담(鐵圍山叢談)

(2) 산지 지역에 의한 구별(양대분류근거: 고서 천향전(天香傳), 영외대답
(嶺外代答) 및 현침향업계)

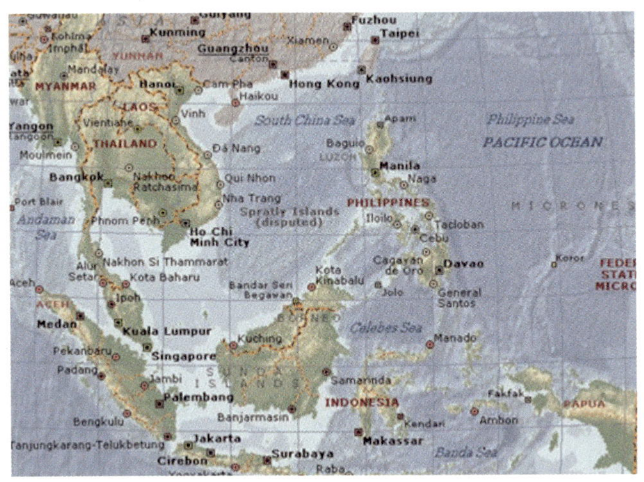

침향 산지 지도

북위 20도에서 남위 10도 전후 내 동남아시아 및 중국 남부 일부
지역에서 채취되며, 아래와 같이 양대 분류한다.

분류

- 호이안계열 침향: 베트남, 캄보디아, 태국, 미얀마, 라오스,
  인도, 스리랑카, 중국
- 싱가포르계열 침향: 인도네시아, 말레이시아, 필리핀, 파푸아
  뉴기니 등

　　침향은 산출지역과 침향의 특성에 따라 인도차이나 반도계열 침향
(일명 호이안계열 침향)과 싱가포르계열침향 두 분류로 나뉘며, 약용가
치와 향기 등에서 매우 큰 차이가 난다. 우리나라를 비롯하여 베트
남·중국·일본 등은 역사적으로 싱가포르계열 침향을 약용으로 사
용하지 않고 양질의 침향에 한하여 문향으로 사용하였다(성질이 매우
뜨거워 상기의 부작용이 있다고 함). 단, 싱가포르계열 침향 종 일부가 최
근의 연구결과에 의하면 일부 난치병에 유효하다고 적시하기도 하였
다(제4장 참조).

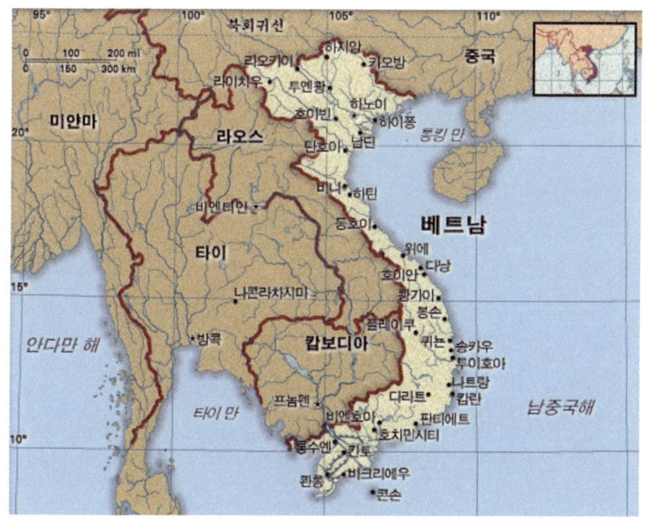

호이안계열 침향 산지 지도

⋯⋯▶ 베트남, 캄보디아, 라오스, 미얀마, 태국 등 인도차이나반도와
중국남부, 인도, 스리랑카 등

	호이안계열 침향	싱가포르계열 침향
산지	호이안은 베트남 중부지역 위치로, 향료의 집산지이다. 고대 및 근대이전 인도차이나반도(베트남, 캄보디아, 태국, 라오스미얀마, 인도 등) 주변 지역의 침향을 '호이안 침향'이라 부른다. 그 이유는 호이안이 1세기 전후부터 시작하여 침향 등 각종 향료의 대표적인 집산지 및 거래지였기 때문이다.	싱가포르지역에 위치한다. 인도네시아, 말레이시아, 브루나이, 필리핀, 파푸아뉴기니 등 지역의 침향을 '싱가포르계열 침향'이라고 명명하였다. 싱가포르는 이 주변 지역 침향의 집산지 및 거래지였다.
약용 및 향재	베트남, 중국, 일본, 한국의 고대부터 약용 및 문향의 재료로 사용되었다. 베트남은 자국의 침향을 최고로, 중국의 경우 자국의 해남도 지역 침향을 최고로 간주하였다. *중국 약전은 현재 자국의 시넨시스 침향종(백목향·토침향·해남침향 등)만 약전에 기재하고 있었으나 근대 이전에는 호이안계열 모두를 약재로 사용하였다. 현약전과 달리 중약대사전 등에서는 베트남 아갈로차(크라스나) 침향종도 고서와 동일하게 약재로 인정한다.	베트남, 중국, 일본 및 한국의 경우 고대에는 약재로 사용하지 않고 문향의 재료로만 일부 사용하였다. 그 이유는 이 지역침향은 열성이 지나치게 강하여 약재로 부적합하다고 보았기 때문이다. *최근 일부 연구논문에 의하면, 이 지역 침향도 특정 질병에 효과가 있는 것으로 나타났다. 일부 기남침향의 경우 약재성이 있는 것으로 판단된다(제4장 참조).
가격	고대: 고서 기록에 의하면, 싱가포르계열 침향 가격의 평균 3~5배 이상 가격으로 거래됐다. 현재도 비슷하게 3~5배 이상 가격의 수준으로 거래된다.	고대: 고서 기록에 의하면 호이안계열 침향 가격의 3분의 1~5분의 1 수준의 가격에서 거래되었다. 현재: 베트남 계열의 3분의 1~5분의 1 수준의 가격에서 거래된다.

	현재: 베트남침향, 중국해남도, 홍콩침향 〉캄보디아침향, 중국광동, 광서, 운남침향, 라오스남동부침향, 태국동부일부침향 〉라오스대부분침향, 미얀마침향, 태국대부분침향 〉인도, 스리랑카침향 *베트남야생침향(기남포함)의 경우, 남부지역침향 〉중부 〉북부지역침향의 가격순이다.	브루나이침향, 인도네시아동북부 일부지역, 말레이시아서부침향 〉인도네시아 대부분, 말레이시아동부침향 〉필리핀, 파푸아뉴기니침향 *인도네시아 및 말레이시아 침향의 경우, 동북부지역침향이 남부지역침향에 비하여 일반적으로 가격이 높다.
향기 특성	향로문향 시 시원한 향기, 달콤한 향기, 고소한 향기가 비교적 균형을 이루며 발향되며, 직접 코로 맡는 경우 향이 청아, 담담한, 달콤한 향기가 난다(단, 기남은 약간 진하며, 시원한 꽃향기 등). 그리고 하기 작용이 강하다. *좋은 침향은 상온에서도 청아하며 담담한 향기를 반드시 발한다.	문향 시 비린내 또는 약초 향기가 나는 것이 특징이며, 달콤한 향기나 시원한 향기는 편중되게 나타난다. 즉, 향기의 균형성이 낮다(이지역 기남은 호이안계열보다 향운이 적다). 그리고 상기작용이 강하여 문향 및 약재로 부적합하다(특급침향은 가능하다).
비고	현재 야생침향의 거의 멸종단계이며, 재배침향이나 가짜 침향 위주로 시장에서 유통 중이다.	현재 야생침향은 거의 멸종단계로, 재배침향이나 가짜 침향 위주로 시장에서 유통 중이다.

⋯▶ 상기분류는 양대분류이며, 다시 지역을 세분하여 침향을 구분한다. 자세한 기타 분류는 이하에서 다루기로 한다.

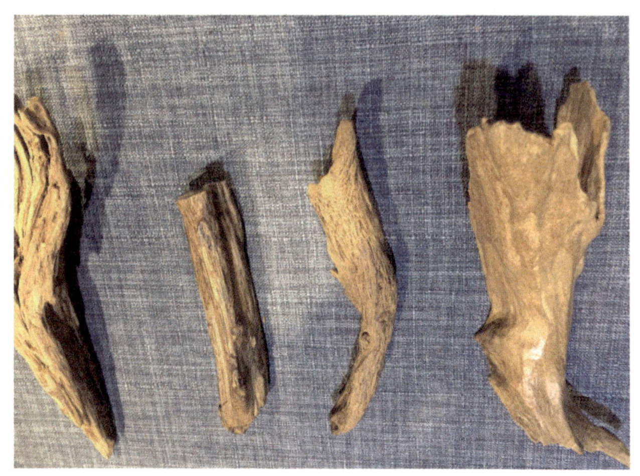

···▶ 다양한 침향의 형태(왼쪽부터)

1. 인도네시아 침향 – 향기 보통, 약용불가

2. 브루나이생결기남침향 – 향기 3단변화

3. 베트남기육침향 – 약용불가, 수박향의 시원한 향이 강한 특수
   한 침향으로 기남은 아님

4. 인도네시아 마라오케 침향–저급침향, 약용 불가, 향기 안 좋음)

침향을 세계적으로는 호이안계열 및 싱가포르계열(인도네시아, 말레이시아, 브루나이, 필리핀, 파푸아뉴기니 등) 침향으로 나누며, 우리나라를 비롯하여 중국, 일본, 베트남에서는 호이안계열 침향만을 임상적으로 전통적으로 약재로 인정하였다. 특히 우리나라에서는 그중에서도 베트남 아갈로차 침향종의 침향만을 약재로 인정하고 있으나, 이는 중국 일부 고대 의약서(본초강목 등)를 그대로 인용하여 사용한 것뿐이

고, 중국·일본·베트남과 비교하면 희소성으로 인하여 약재 사용이 상대적으로 적었고, 부족한 연구와 정보 상태에서 나온 잘못된 결론으로 판단된다.

특히 중국 남부의 침향 산지인 해남도·광동·광서 등이 고대의 경우 베트남 민족에 의하여 지배된 사실을 간과한 채, 현재 중국에서 채취되는 침향은 침향이 아니라고 잘못 아는 경우도 있다. 한약재 도감 등 대표적인 한약재료 서적에서도 일부 잘못된 정보를 기록하고 있다.

이는 베트남에서는 시넨시스(sinensis)라는 백목향(백목침향·해남침향·토침향·딸아이향·완향 등이라 부르기도 함), 중국 침향종을 약전에서 기록하고 현재에도 사용하는 것으로 보아도 알 수 있다. 시넨시스(백목향) 침향종도 중국 한약(중국에서는 중약)에서 베트남 침향 이상으로 고대부터 귀중한 약재 및 문향용으로 현재까지 사용 중이다. 희소한 중국의 야생침향은 베트남 침향보다 더 비싼 가격으로 중국 내에서 거래되고 있다. 현재 중국에서 유통되는 침향은 거의 대부분이 해남도·홍콩·광동·광서·운남 등 남부지역에서 재배되는 인공재배 침향이거나 가짜 침향이다.

베트남 중부의 호이안 지역은 고대 주변 국가에서 생산되는 침향 등의 향료의 집산지였기 때문에 현재 분류상 베트남을 포함하여 주변국가의 침향을 호이안계열 침향으로 분류한다. 참고로 홍콩의 한문은 '향항(香港)'으로, 침향 등 과거 향료의 집산지였다.

세계 최고의 침향으로는 베트남 남부에 위치한 나트랑침향을 인정한다. 단, 이미 야생침향은 거의 멸종되었다고 하는 것이 정설이다. 참고로 나트랑은 아름다운 산과 바다를 앞뒤로 거느린 베트남 최고의 휴양지이다. 중국인들은 해남도 침향을 세계 최고로 자부한다. 여기서 잠깐, 나트랑침향은 문향 시작시 반드시 바닷가 내음(약간의 비린내)이 나는 것이 특징이며, 그 이후로는 시원한 향기와 달콤한 향기, 꽃향기, 우유향 등이 발현된다.

(3) 중국 침향에 대한 기록의 변천

침향(베트남아갈로차침향, 중국의 시넨시스백목향(침향) 2개종) → 베트남침향(현재 아갈로차 침향종), 본초강목(이시진, 명나라) 등 일부 고서 → 2010년 현 중국 약전(백목향침향=시넨시스종만 규정), 중약대사전 등(베트남아갈로차 침향종 및 백목향침향 모두 규정) 2개종

중국 침향의 임상 및 고서에 근거하면, 사용역사(天香傳-송나라, 香乘, 소동파-蘇東坡-沈香山子賦, 廣東新语, 영외대답-嶺外代答 등)에서는 베트남침향(아갈로차종) 및 중국의 백목향(백목침향) 둘 다 약재 및 문향재료로 현재까지도 사용되고 있음을 명확히 알 수 있다. 현재 중국약전에서 자국의 백목침향(시넨시스)만을 침향으로 규정하고 있는 것은 과거 중국 역사보다 오히려 더 국수주의적인 규정으로, 정치적 목적 등이 가미된 것뿐이고, 아직도 중약대사전 등 기타 의약서 및 실제 임상에서는 아갈로차종과 시넨시스종 모두를 사용하고 있다.

···▶ 천향전(天香傳)

중국 고서 중 침향에 관하여 권위있는 정위(966-1037)의 저술로서, 향의 역사, 향재의 분류, 중국해남도침향, 베트남침향등의 분류 및 문향의 표준 등에 대하여 자세히 기술되어 있다.

···▶ 본초강목에서 침향부분에 대하여 잘못 기재된 부분

침향집해에서는 침향나무의 꽃 색깔을 흰색(본초도경 등에서도 흰색)으로 규정하고 있고, 이것이 한국약전 및 일부 한의학자가 베트남의 아갈로차만이 침향이라고 잘못된 주장을 하게 된 근거가 되고 있다.

첫째, 본초강목 집해부분에서는 침향나무가 하얀색 꽃이라고 하는데, 집해부분과 모순되게 하단 설명 부분에서는 황 녹색 꽃을 피우는 시넨시스 등 중국 침향에 대하여 혼합하여 같이 설명하고 있다. 이 부분은 현대처럼 충분하지 않는 정보에 근거하여 여러 문헌을 다양하게 인용하면서 생긴 오류로 보인다.

둘째, 본초강목 중 "점성불약진석(占城不若眞臘), 진석불약해남여동(眞臘不若海南黎峒)"이라는 구절을 보면, 중국해남침향이 최고이며 그다음으로 캄보디아 그리고 베트남침향이라고 언급하고 있다(특히, 중국 최고의 향학고서적 중의 하나인 정위의 천향전에 보면 중국해남침향을 최고로 보고 있으며, 베트남 등에서 수입침향이 있었다고 언급한다). 사실 이 부분은 명백한 오류이자 흰색 꽃을 피우는 아갈로차종만이 침향이라는 주장이 잘못된 것임을 반증한다. 과거와 현재의 전문가가 침향을 보는 부분이 다를 수 있

겠지만, 현재 품질면에서 국제적으로는 베트남침향이 최고이며, 그다음으로 중국침향 및 캄보디아침향순으로 매겨지며 국제시세도 이 순서대로 매겨진다. 이 부분도 베트남침향(아갈로차종)만이 침향이라고 하는 주장이 잘못된 것임을 입증한다. 본초강목은 사실 현대의 분류로 따지면 호이안계열(베트남·캄보디아·중국 등) 침향 모두를 약의 재료로 인정하고 있다.

셋째, 또 하나의 오류는 본초강목의 해남침향 중 여동(黎峒) 지역의 침향이 최고라고 설명되어 있으나, 현재 중국침향시세 및 품질로 해남도의 여동(黎峒) 지역 침향은 해남도 침향에서도 품질과 가격면에서 가장 떨어지는 지역이다.

넷째, 침향 중 최고의 약재 및 향재로 역사적으로 사용되고 고대부터 현재까지 인정되는 기남침향에 대하여는 본초강목에서는 간단한 설명뿐이다.

결론적으로, 한국약전에서도 베트남이나 북한약전처럼 베트남 아갈로차침향과 중국 시넨시스침향도 같이 기록하는 것이 맞다. 한 가지 더 나아가 침향 중 생결침향 및 숙결침향의 약효의 우열성에 대하여도 고 의학서 간에서 서로 반대되는 의견을 보이고 있다.

한국에서는 본초강목, 본초도경 등 일부 중국 고서만을 근거(본초강목 내에서도 모순된 기술이 상존함)로 그대로 인용하여 베트남침향(아갈로차침향종)만을 약전에서 인정하고 있다. 그리고 중국에서는 동한 때부터 침향을 본격적으로 사용했으며, 사용 침향은 중국 해남(광동 등 일부 중국남부 포함) 지역 침향과 베트남, 캄보디아 지역 침향을 약재 및 향재로 동시에 사용하였다.

많은 고의학서 중 본초강목, 본초도경 등 일부 고서에 근거 잘못되거나 모순적으로 기록된 과거의 기록을 그대로 인용하여 아갈로차종(베트남침향의 일부종)만을 인정하는 한국약전의 미비와 우리나라 학계의 연구 부족에 대하여 말하고 싶다. 과거의 한정된 정보에 바탕하여 기록된 것보, 현재의 최신 정보를 반영하는 것이 임상과 학문의 발전을 위하여도 좋다고 생각한다. 본초강목 등의 일부 저자는 그 당시의 한정된 정보에 의하여 작성한 것이고, 새롭게 발견된 현재의 30여 종에 가까운 침향종을 직접 보고 기록한 것도 아닌데, 이를 현재에 사는 우리가 무조건적으로 따르는 것은 올바른 자세가 아니라고 본다. 반대로 더 우려되는 것은, 상업적으로 침향을 너무 광범위하게 해석하여, CITES에 정의한 인체에 유해한 유사 침향까지도 모두 약재 및 향재로 사용 가능하다고 말하는 것이다. 이는 결코 정당화되어서도 안 되고 정당화할 수도 없다.

베트남에서는 침향 속 중 아갈로차침향종, 시넨시스침향종, 크라스나침향종 전부를 약재로 인정한다(약전에서는 아갈로차와 크라스나를 동일한 것으로 보기도 함). 침향의 경우, 수많은 발견자에 의하여 동일 침향종이 다양한 이름으로 불리기도 한다. 그 논란의 중심에 있는 것이 바로 아갈로차침향종이다. CITES에서는 아갈로차를 말라센시스와 같은 것으로 기재하고 있다. '아갈로차'라는 학명이 국제적으로 아직도 혼란을 일으키고 있는 상황이다. 사실 베트남에는 연구학자 간

논란이 있긴 하지만, 최소 3종 이상(Aquilaria Agallocha, Crassna, Baillonii, Banaensae, Rugosa 등)의 침향종이 서식하는 것으로 알려져 있다.

이에 대해 필자는 침향에 대한 한국의 현 약전과 의학서적은 중국의 일부 고의학서를 근거로 작성되었고, 즉, 중국기록에 대한 검증 없이 답습하여 사용하는 실수를 하고 있다고 생각한다. 과거 중국에서는 베트남 침향 및 중국해남도(홍콩·광동·광서·운남 등 중국남부 포함) 백목향 침향도 약재 및 문향의 재료로 역사적으로 계속 사용하였다.

중국해남 등 현 중국의 남부지역 및 베트남 등 수입침향이 동시에 같이 사용된 그 역사적 기록은 많다(신당서(新唐書), 정위의 천향전(天香傳), 송사(宋史) 등). 단, 명나라 본초강목의 이시진이 집해부분의 설명에서는 현재의 아갈로차 침향종인 베트남 침향(꽃이 하얀색)만을 침향약재편에서 기록하였고, 이를 한국에서는 그대로 사용하고 있는 것이다.

현재에도 베트남의 아갈로차종, 크라스나 및 중국의 백목향도(꽃이 황녹색) 침향으로 당연히 약재로 사용(실제로 중국에서는 고대부터 현재까지 사용 중)하고 있으며, 더 나아가 서양의학 관점에서 최근 연구된 논문에 근거하여 일부 인도네시아, 말레이시아 등에서 채취되는 말라센시스침향종도 엄격히 선별하여 광의의 약재로 사용 가능(향재로는 고대에서도 사용되었음)한 침향으로 볼 수 있는가에 대한 연구도 이루어져야 할 것이다.

(4) 중국 침향의 사용역사 요약표

	내용	비고
신당서(新唐書)	중국남부지역(현 광동지역)과 베트남지역 침향에 동시사용 언급	
송사(宋史)	중국남부지역과 베트남지역 침향 동시 사용 언급	
천향전(天香傳)	중국해남지역 등급분류 상세설명, 베트남 등 수입침향언급	송나라
영외대답 (嶺外代答)	캄보디아침향〉베트남침향〉인도네시아침향 순서로 우수하다고 언급. 그러나 해남침향이 가장 좋다고 한다.	송나라(남송)
남번향록 (南蕃香録)	해남침향이 캄보디아침향보다 우수하나 그 채취량이 매우 적어 일부 관원이 독점하여 상인이 불가피하게 태국 등 외국의 침향을 수입했다. 이후 태국침향이 2백 년에 걸쳐 중국의 민간에 유행하였다.	송나라
계해우형지 (桂海虞衡志)	중국해남침향이 최고이나 베트남 및 캄보디아 침향 등도 수입된다고 언급했다.	송나라
본초강목 (本草綱目) 및 본초도경 (本草圖經)	집해부분에서는 침향나무에 대하여 하얀 꽃 색깔 등을 언급하면서 베트남침향종을(아갈로차·크라스나)설명하나, 집해이하 약재설명 부분에서는 중국해남지역침향과 캄보디아침향이 베트남지역 침향보다 더 우수하다고 모순된 설명을 한다. *현재 연구에 의하면 중국해남지역 등 중국남부의 시넨시스 침향종(백목향)은 꽃 색깔이 황녹색이다.	명나라 최고의 약재인 기남(침향)에 대해 간략히 언급한다.

식소록(識小錄)	해남에도 기남이 나는데, 그 가격이 매근에 금 반근이다. 베트남(점성)기남의 2배 가격이다. 가남향(伽南香, 기남−奇楠)은 본초에는 기재되지 아니하였다)을 언급하며 기남에 대하여 설명하였다.	명나라기남침향은 일반침향과 명확히 다름을 언급하였다.

중국에서 사용한 약재인 침향나무의 꽃 색깔은 백색(아갈로차종)이거나 황록색(시넨시스종)이다. 송나라 이후 중국토종침향인 해남침향 등 중국 자체 공급이 부족하여 대량으로 베트남·캄보디아·태국 등에서 본격적으로 수입하였다(물론 당나라부터 베트남·캄보디아산 침향을 수입 내지 조공받기 시작하였다). 중국토종침향인 해남침향(시넨시스종)은 고서 기록에 의하면 이미 송나라 시대부터 멸종위기에 있었고, 청나라 말기에 거의 멸종되었다고 본다.

3) 현대 분류

생결(生結), 생향(生香)	상동. 살아 있는 침향나무에서 채취된 침향은 그 역동성이 강하나 지향력이 조금 떨어지며, 강하게 어필하는 느낌이 숙결보다 강하다. 보통 문향에 입문하는 사람은 생결의 강한 향기를 선호하며, 문향의 정도가 깊어지면 숙결을 선호한다. 일반 침향뿐만 아니라 기남도 생결과 숙결로 구분한다.
숙결(熟結), 숙향(熟香)	상동. 침향나무에서 지상 등에 떨어져 침향이 숙성된 숙결침향(또는 죽은 침향나무에서 채취된다)은 생결보다 희소성이 있으며, 가격 또한 고가에 거래된다. 일반적으로 향기 및 약성 측면에서도 생결보다 높게 취급된다.

	단, 중국 고의학서에서는 생결과 숙결에 대한 약성에 대하여 대립된 의견이 보이기도 한다. *참고로 땅속에서 채취되는 토침향은 반드시 숙결이다.
수침향 (水沈香)	연못, 늪지, 강 등에서 채취한 침향이다. 일반적으로 잡스러운 냄새가 많이 흡수되어 양질의 침향은 많지 않으며, 주로 인도네시아나 말레이시아 밀림에서 많이 채취된다. 모양은 나무덩어리 형태를 주로 띤다. *참고로 침향나무는 무르고 주변냄새에 약하다.
도가침향 (倒架沈香)	침향이 땅이나 숲 등에 떨어진 후 채취한 침향으로 고대의 탈락과 유사한 개념이다. 침향의 결향 및 순화시간이 짧은 침향으로 약성 및 문향 품질이 상대적으로 낮다. *땅 위에 떨어진 후 숙성되어 가는 침향으로 시간의 경과에 따라 목질 부분이 사라지며, 침향은 단단해진다(기남침향제외).
토숙침향 (土熟沈香)	침향이 땅에 얕게 묻힌 후 채취한 침향(또는 일부만이 땅속에 묻힌 경우). 침향의 결향 및 성숙기간이 토침향에 비하여 매우 짧다. *토침향이 고가로 거래되는 관계로 토숙침향도 토침향으로 이름을 바꾸어 상인들이 거래한다. 그러나 토숙침향은 토침향에 비하여 향기, 약성 및 침향의 성숙기간 등 여러모로 많이 뒤쳐진다. 겉모습도 토숙침향은 목질부분이 명확히 나타나며, 검은 수지선이 겉표면에 있다.
토침향 (土沈香)	땅에 1m 이상 완전히 깊게 묻힌 상태에서 순화된 후 채취된 침향. 최소 50여 년 이상 장시간 경과함에 따라 목질은 거의 없어지고 순수한 수지 성분만이 남게 된다. 문향 시 깊고 순화된 침향의 정수를 느낄 수 있다. 크기는 대부분 10g 미만이며, 10g 이상을 넘는 경우는 매우 적고, 가격도 많이 올라간다. 자연법제된 최고의 침향이며, 문향 시 기운을 하복부 및 단전까지 이르게 한다. 호흡 및 기공수련자가 가장 선호한다. 상기된 경우, 하기를 위해서는 토침향을 사용하면 좋다. 약재로서도 기남침향과 더불어 최고의 가치를 자랑한다.

	*황토침향, 홍토침향, 흑토침향이 있다(희소성 및 가격순임). 기공수련자 등은 오랜 기간 땅속에서 순화된 토침향을 선호한다. 단전으로 하기 작용이 매우 강하며 숨을 편하고 깊게 한다. *토침향이 기남과 비슷한 향운을 갖고 있어서, 일부에서는 "땅속의 기남침향"이라고 하며, 멸종된 침향종의 일종이라고 보기도 한다. *베트남의 토침향은 비싼 가격에 거래되나 인도네시아나 말레이시아산의 경우 매우 저렴하게 거래되며, 종종 베트남 토침향으로 속여 팔기도 하나 향로문향 시 바로 알 수 있다.
충루(蟲漏)	상동. 베트남·캄보디아·미얀마·라오스·태국·중국산 침향에서 충루가 나오며, 인도네시아 및 말레이시아 계열 침향에서는 나무밀도가 커서 개미 등이 나무를 갉아먹기 쉽지 않아 충루가 나오지 않는다. *베트남 계열 등의 침향나무는 밀도가 인도네시아 및 말레이시아 계열 침향나무보다 낮고, 나무가 개미 등 벌레에 쉽게 공격당하여 충루가 형성된다. *베트남 침향나무는 비중이 0.4 내외이나 인도네시아, 말레이시아 침향나무는 비중이 보통 0.6 내외이다. 침향수지가 많은 경우 비중이 1을 넘어가면서 침수된다. 단, 흑기남을 제외한 대부분의 기남은 보통 침수되지 않는다.

⋯▸ 분류근거: 침향업계 및 소장가의 일반분류법이며, 상기분류에서 생략하였지만, 그 침향재료가 채취된 지 오래된 구침향이 채취된 지 얼마 되지 않은 신침향에 비하여 가격이 비싸다. 그 이유는 채취 후 침향 내에 수분이 서서히 증발되며, 시간의 경과에 따라 침향의 중량이 10-40% 정도 감소되기 때문이다. 습기가 많은 나라에서 침향을 가지고 한국에 오면, 몇 개월 후 최소 20% 이상 중량이 감소한다.

	생결	숙결
수지선	수지선이 거칠고 크다.	수지선이 세밀하고 작다.
색상	결향된 부분은 진하고, 결향되지 않은 부분은 백색부분이거나 색이 얕다.	전체적으로 진한 색을 띈다(완전 진한 검은색등은 가짜침향).
향기 및 약성	결향시간이 짧아서 생결로 만든 묵주·염주 등은 냄새가 거의 없거나 약하다. (기남의 경우 상온에서도 단맛향 등이 좋게 나며 숙결보다 강함). 상대적으로 문향 시 숙결에 비하여 지향력이 짧다. 결향시간이 짧아 목질의 향이 문향 시 느껴지기도 한다.	결향시간이 오래될수록 숙결로 만든 묵주·염주 등은 좋은 냄새가 나고, 문향 시에도 깊은 향이 오래 지속된다. *현재 중국의약계에서는 숙결침향의 약성이 생결보다 우수하다고 인정하나 본초강목 등 일부 고의학서에는 생결이 우수하다고 기재하여 대립된다.
가격	상대적으로 숙결에 비하여 양이 많아 가격이 저렴하다.	생결에 비하여 채취량이 훨씬 적어 가격이 상대적으로 비싸다.

⋯▶ 생결과 숙결침향의 약성에 대하여는 현대 한의학 및 중의학에서 비교하여 명확하게 정리한 것은 없으나, 필자의 의견으로는 홍토침향 등 숙결의 하기 작용이 더 강하다. 단, 생결을 본초강목에서 더 좋다고 하였으나 일률적으로 그렇게 판단할 수 없다고 생각된다(고서 간에도 이견 존재). 숙결은 오랜 세월 자연에서 법제된 침향이라고 볼 수 있어 약효가 부드럽고 잘 나타난다고 본다.

▶ 종결(縱結)방향 침향과 횡결(橫結)방향 침향 ◀

종결(종방향생성) 침향	횡결(횡방향생성) 침향
침향나무의 침향수지 대부분은 종방향으로 생성되면서 중력의 영향으로 자연스럽게 침향수지도 수직방향으로 형성된다.	침향나무의 침향이 횡방향으로 생성되는 희소한 침향이다. *베트남 침향심마니들에서는 이를 '호랑이가 발톱으로 표시하여 약으로 쓰기 위하여 표시한 것이다'는 이야기가 전설처럼 전해진다. 실제 예전의 침향심마니들은 횡결침향을 채취하는 데 신중하였다고 한다.
향기는 침향나무 수종과 환경에 따라 다르지만 횡결에 비하여 떨어진다.	향기는 종결침향에 비하여 우수하다.
가격은 횡결침향에 비하여 상대적으로 저렴하다.	가격은 횡결침향이 그 희소성 및 향기의 우수성에 의하여 일반적인 종결침향에 비하여 훨씬 비싸다.

⋯➔ 횡결도 아니고 종결도 아니고 바위 등에 의하여 침향나무가 눌려져 생기는 수지가 원형이나 뒤틀려 생기는 경우에도 우수한 향기를 발향한다.

4) 채취장소에 따른 분류(베트남침향 및 토양 기준)

도가침향: 땅위에서 채취

토숙침향: 땅속에 일부 묻힌 상태 채취

부식토층: 토숙침향 채취

흑토층: 흑토침향 채취(정품: 베트남 북부)

황토층: 황토침향 채취(정품: 베트남 남부)

홍토층: 홍토침향 채취(정품: 베트남 중부)

…▸ 생결: 살아 있는 침향나무에서 채취된다.

…▸ 숙결: 도가(倒架)침향, 토숙(土熟)침향, 토(土)침향이 해당된다.

…▸ 홍토침향을 만드는 침향나무종은 베트남 중부지역에서 채취되는 것을 최고로 여기며, 일반 열대 및 아열대침향나무와 달리 뿌리가 깊게 내린다. 거의 멸종된 것으로 보는 아갈로차침향종이 홍토침향을 만든다는 것이 필자 및 일부 전문가의 의견이다. 홍토침향은 침향이 오랫동안 땅속에 묻혀서 완전히 자연법제된 최고의 침향 가운데 하나이다.

침향의 발전단계 및
부위별 특성

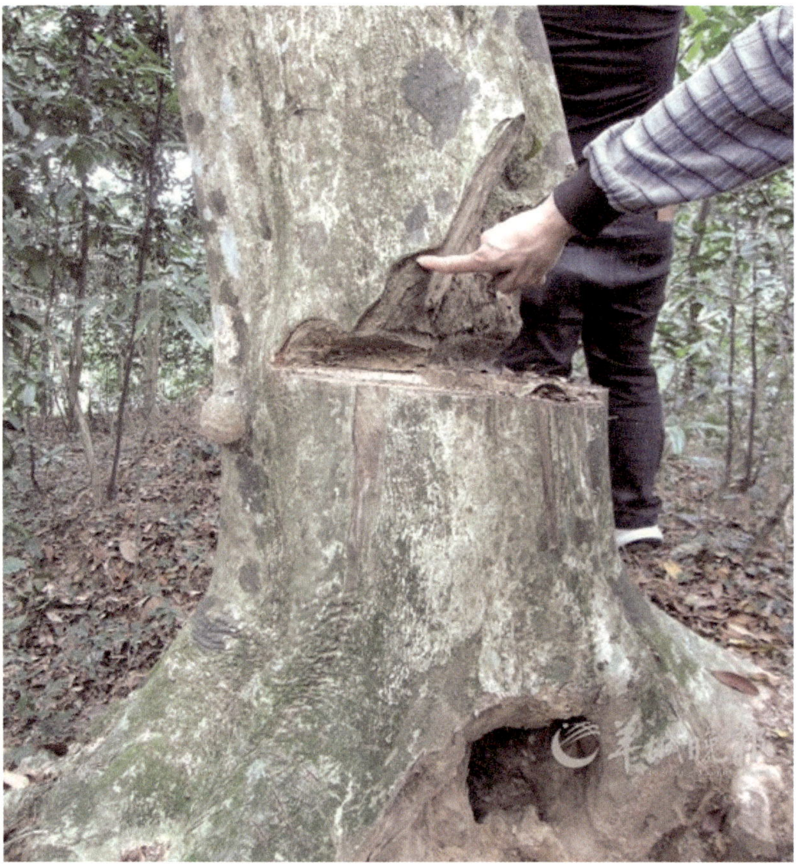

1) 침향의 발전단계

야생침향에 인위적으로 상처를 내어 침향의 결향을 유도한다. 상처를 낸 부분 위로 상처를 보호하기 위하여 수지가 나오며, 상처를 덮으면서 침향이 형성된다(침향=침향수지+진균들).

시간의 경과에 따른 침향의 발전은 다음과 같다.

생결침향 → 도가침향 → 토숙침향 → 토침향

침향(沈香)의 경우, "천년침향(千年沈香) 만년토침향(萬年土沈香)"이라는 말이 있다. 약간 과장된 표현이지만 토침향이 얼마나 오랜 기간에 걸쳐 숙성되는 희소성이 있는 침향인지를 말해 준다.

침향나무는 속성나무로 키가 크지만 뿌리가 상대적으로 깊지 못하다(홍토침향나무제외). 따라서 태풍 등의 외부 요인에 의하여 쉽게 부러지거나 죽는다. 통상 수령은 100년 미만으로 보고 있다. 시중에서 일부 사람들이 침향나무가 천년을 산다는 등의 말을 하는데, 이는 상업적인 목적으로 하는 말로, 지나치게 과장된 표현이다. 침향이 수백년 이상 되었다는 이야기는 침향나무가 죽은 후에도 침향이 토양 및 물 등에서 오랜 기간 숙성되어 채취된 경우에만 가능하다.

2) 침향의 생성부위와 특성

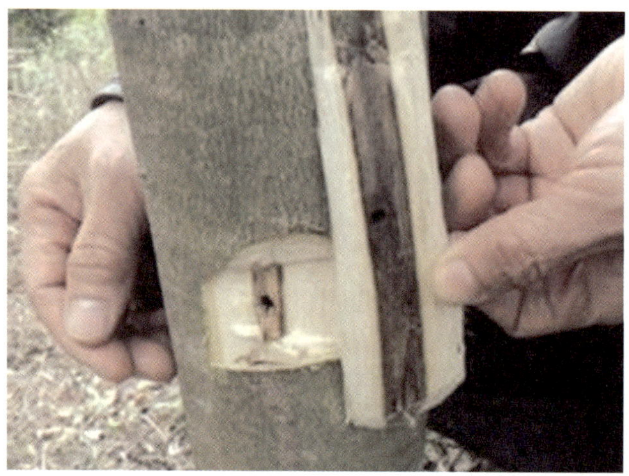

재배침향나무에 침향이 결향된 모습

채취부위별 향기 및 품질의 우수성을 비교하면 아래와 같이 나열할 수 있다.

뿌리부분 침향결향(樹根) 〉 수심부분 침향결향(樹心) 〉 뿌리의 머리부분침향결향(樹頭) 〉 껍질, 가지 및 절단면 부분 침향결향

침향의 우수성은 침향이 형성되는 이유인 진균의 먹이가 풍부한 부분에서 향기 및 수지가 풍부하며 우수한 침향이 응축된다. 상대적으로 뿌리부분과 수심부분의 향기가 우수한 이유이다. 이를 일부 상인들은 '기남침향'이라고 과장하기도 한다.

(1) 침향나무뿌리(수근, 樹根)

침향(기남침향포함)의 향기가 가장 우수한 부분으로 채취량도 상대적으로 적으며, 가격도 가장 비싸다. 현재 일부 사람(일부 고서에도 잘못 언급됨)은 침향나무뿌리가 기남(침향)이 된다고 하나, 이는 잘못된 이해이다. 이미 과학적으로 별도의 기남침향종이 존재한다고 밝혀졌으며, 침향을 채취하는 침향심마니들도 이렇게 간주한다.

(2) 침향나무 수심(樹心)

뿌리부분 다음으로 침향이 우수한 부분으로, 일부 수심부분 침향의 경우 기남침향에 버금가는 가격에 거래된다. 수심부분도 진균의 영양이 풍부하여 풍부한 양질의 수지가 형성된다. 흑기남으로 거래되는 침향 상당수가 수심부분 침향이다.

(3) 침향나무뿌리의 머리부분(수두, 樹頭)

뿌리부분이나 수심부분의 침향보다는 평균적으로 품질이 떨어지나 껍질이나 가지 등의 결향 침향보다는 향기 등이 우수하다.

(4) 침향나무 껍질(수피, 樹皮)

침향나무의 태풍 등에 의한 절단면 등. 침향이 껍질에만 결향되는 경우도 있으며, 일반적으로 보통의 향기를 발향하나 기남껍질의 경우 매우 좋은 향기를 발향하며 가격도 기남의 절반 가격 정도까지도 거래된다. 시중에 유통되는 기남껍질의 상당 부분은 기남껍질이 아닌 저가의 침향껍질이므로 구입에 신중을 기하여야 한다. 향로 문향 등으로 이 역시 구별이 가능하다.

3) 야생침향의 분류

(1) 생결(生結)

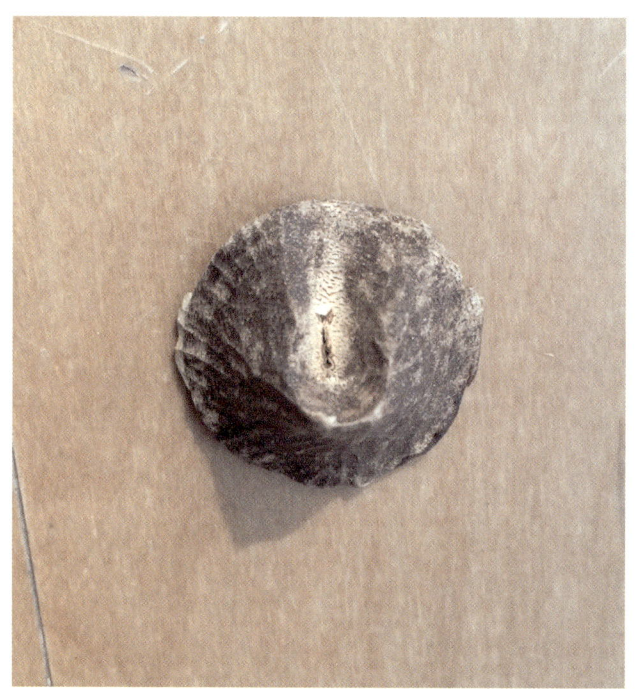

생결 중 귀모양을 한 야생침향은 베트남, 캄보디아나 중국침향에서 만 나타난다. 인도네시아나 말레이지아 등에서는 생산되지 않는다.

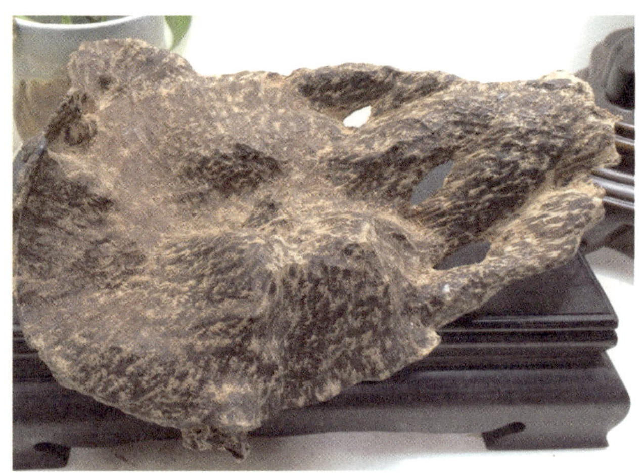

중국해남도 야생침향

    중국, 대만 등에서 물접시 모양이라고 부르는 야생침향이다. 베트남, 캄보디아 등 인도차이나 및 중국에서만 채취된다. 두툼한 반점과 먹물을 흩뿌린 듯한 수지선형태를 띠는 것이 중국해남도지역 침향의 특징이다. 산지에 따라 다른 수지선 모양을 띤다.

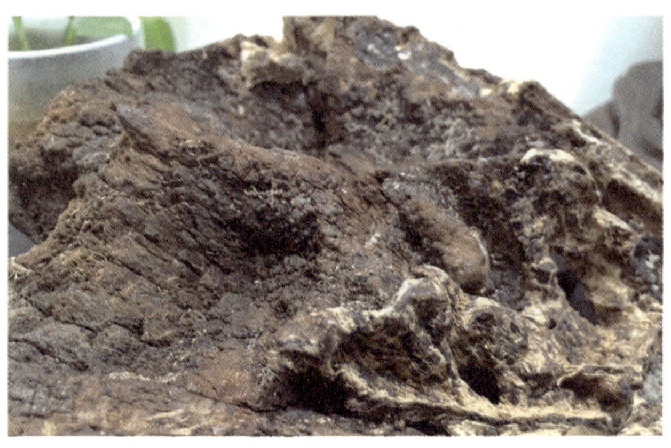

해남도지역 야생침향의 뒷면(침향 뒷면의 탄화정도를 보는 것이 침향의 진위여부 및 숙성 연수를 판단하는 중요한 방법 중의 하나임)

두께는 매우 얇고, 주로 베트남계열(캄보디아 · 중국 · 미얀마 · 라오스 · 태국 등)에서 채취된다. 수지함량이 높은 야생침향이다. 비록 얇더라도 향기의 특색은 풍부하고 달콤한 향기가 위주이다.

(2) 도가(倒架)

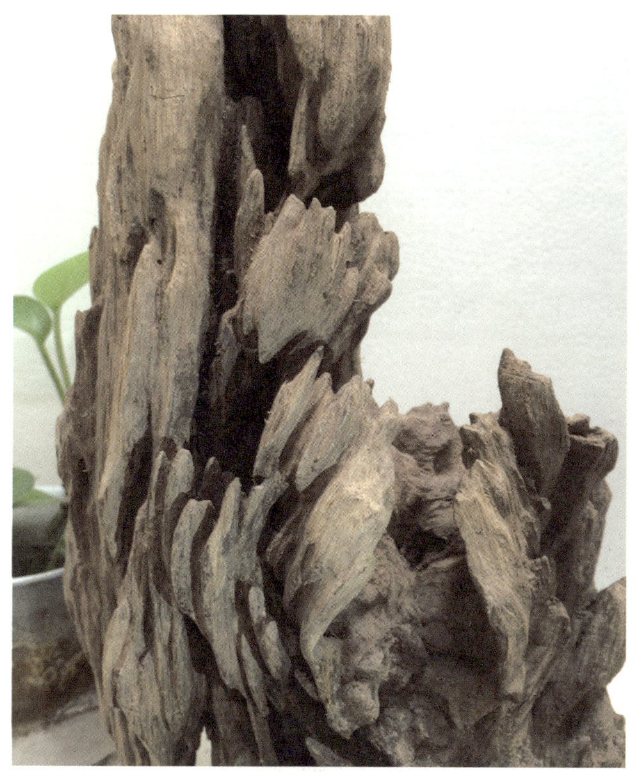

베트남도가침향

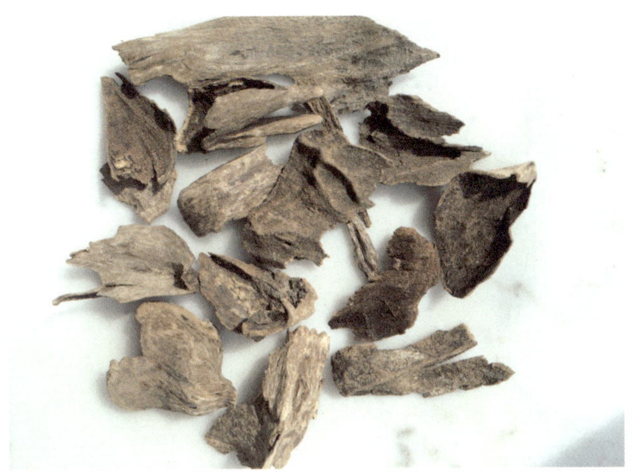

야생침향편의 다양한 모습(태국동부지역침향)

땅 위 및 땅밑에 살짝 묻힌 침향을 채취한 것이다. 색이 그렇게 진하지 않고 자연스러운데, 가짜는 지나치게 검은색을 띤다. 태국동부침향의 경우, 베트남과 같은 침향종이다. 약성과 향의 확산력은 좋다.

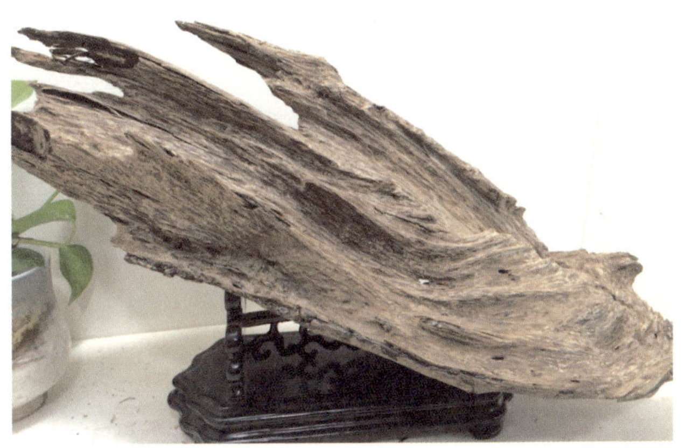

베트남 나트랑 야생침향(호반무늬 수지선이 특징)
횡결과 종결 수지선이 동시에 보이는 침향

(3) 숙결(熟結)

침향나무가 죽은 후 땅에 매장된 다음, 침향이 오랜 기간 성숙된 후 채취되거나 침향나무 뿌리 등에 결향하여 죽은 후 장시간 땅에서 있다가 채취된 토침향이 대표적인 숙결을 말한다.

···» 토침향(土沈香 · 황토 · 홍토 · 흑토)의 특징

 − 겉표면이 곧 부서질 것 같음

 − 현미경 관찰시 온통 수지임

 − 향기는 황토 · 홍토 · 흑토 모두 상이하나, 달콤한 꽃향기, 우유 향기 등 미묘한 향과 상쾌한 향 그리고 약간의 토양의 구수한 냄새가 난다. 땅속에서 순도화 및 성숙화된 침향의 성분 때문에 기공수련자나 명상자가 가장 선호한다. 만약 한약재로 쓴다면 최고의 약성이 있다. 0.01g으로 하루 한 시간 문향하여도 최소한 1주일 이상 다양한 향기가 지속된다. 단, 초급자의 경우에는 미묘한 향의 변화와 기운을 느끼기 쉽지 않다. 황토침향이 희소성 및 가격이 제일 고가이며, 단맛이 상대적으로 강하다. 그 가운데 홍토침향이 상대적으로 유통량이 있는 편이며, 주로 단맛과 미묘한 난 꽃의 향기가 난다. 흑토침향은 상대적으로 토침향 중 향기의 품격이 조금 떨어지며 가격도 상대적으로 저렴한 편이다. 시중에는 진품 야생토침향이 거의 없으며, 중국에서도 매우 적은 양만이 유통된다. 최근에는 토침향도 가짜가 나돌기 시작하나 향로문향 시 바로 감별할 수 있다. 모방이 가장 힘든 침향이라고 보면 된다. 단, 중량 증가를 위하여 흙 등을 안에 덧붙이는 경우가 있다.

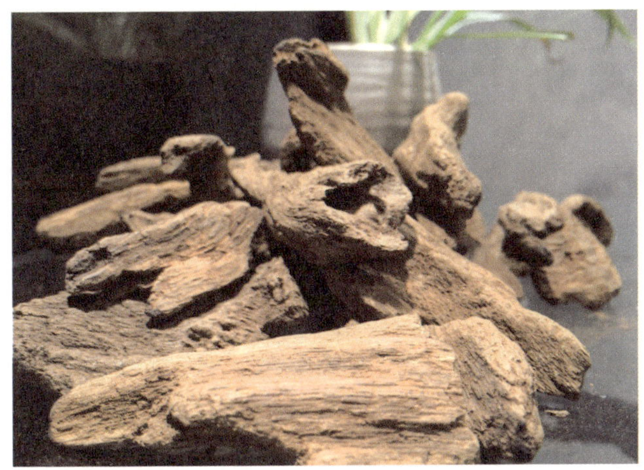

침향의 숙성년도가 매우 오래된 홍토침향

베트남 중부지역에서 채취한 것으로, 수지선이 보이며 오랜 기간 땅속에 묻혀 탄화된 흔적이 보인다. 약재 및 향재로서 기남과 더불어 최고의 침향 중의 하나다.

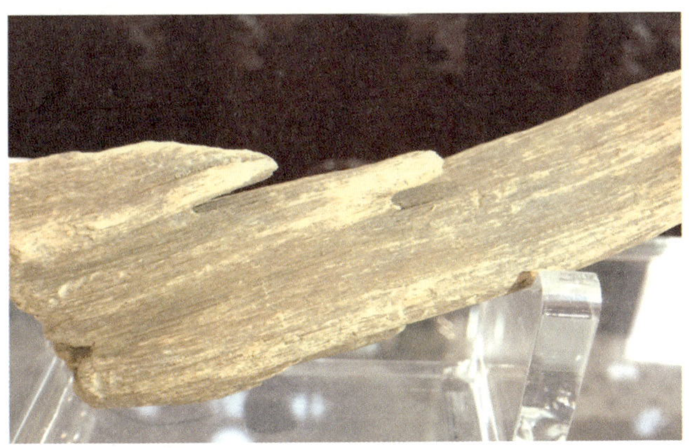

황토침향

베트남 남부지역에서 채취한 것으로, 토침향 중 가장 희소하며, 달콤한 향이 주로 난다. 상기 침향은 표면이 황색을 갖는 황토침향으로, 겉부분을 제거한 후의 모습으로 침향의 수지선이 명확하게 보인다.

홍토 및 황토 침향으로 겉표면은 문향의 재료로 사용한다. 홍토 침향의 특색은 겉표면은 오랜 시간(최소 수십 년에서 수백 년, 탄소측정법에 의한 연구사례의 경우 천 년까지 존재) 땅에 묻혀 존재한 경우, 겉표면이 푸석푸석하게 보인다. 단, 그 푸석푸석한 표면도 향로에서 문향 시 우아한(달며, 시원하며, 고소한 우유향 등) 향기가 난다. 일반적으로 문향의 초기에는 강한 향을 좋아하나 문향이 깊어지면 홍토나 황토 등 너무 진하지 않으며 단아한 침향을 선호한다.

푸석푸석한 겉부분을 문향으로 제거한 후 안에는 완전한 침향수지덩어리(전문가들은 '고기덩어리'로 표현한다)가 존재하며, 최고의 침향목걸이 및 문향재료가 된다. 중국인들(그중에서도 상해 등 중국중부지역)이 선호하며, 가격이 기남 가격에 버금간다. 토침향의 경우, 안에 수지덩어리(전문가들은 고기라고 표현함)가 있는 침향을 구입하여야 한다. 손으로 들어오면 알 수 있다.

오랜 세월 땅속에 묻혀 있으며, 목질부부은 완전히 썩어서 없어진 후 순수한 침향성분만이 존재하며, 세월과 함께 순화되어 최고의 침향이 된다. 땅에 묻혀 있었던 이유로 향로문향 시 첫 향기는 토양의 시큼한 맛(또는 짠맛)이 잠깐 난다. 이 부분이 홍토침향의 진위여부를 판단하는 중요한 기준이 되기도 한다. 홍토침향은 침향의 문향훈련을 위한 가장 기본 재료이며, 만약 홍토의 다양한 향운을 느낄 수 있다면, 다른 지역 대부분의 침향에 대한 우열 등을 바로 구분할 수 있다. 즉, 침향 문향훈련을 위한 중요한 수단이 되는 침향이 바로 홍토침향이다.

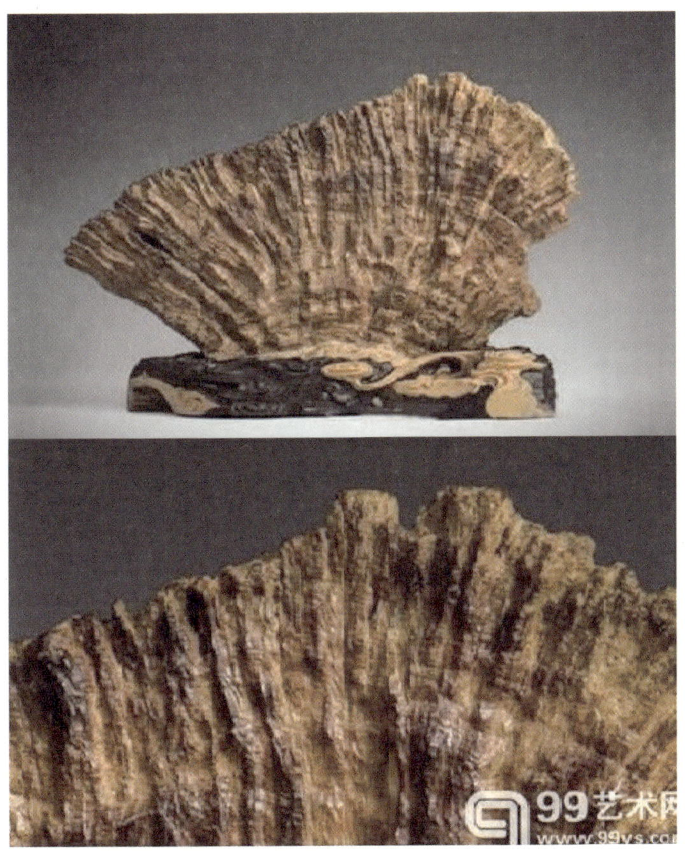

겉표면을 깨끗이 정리한 홍토침향

　상기 침향은 홍토침향의 겉부분을 깨끗이 정리한 후의 상태로, 고가에 중국 경매시장에서 거래된 홍토침향이다. 고가에 거래됐다고 하여 좋은 침향임을 반증하는 것은 아니다. 상기 침향은 인도네시아 계열 홍토침향으로 보이는데, 베트남산 홍토침향이 아닌 경우 가격이 잘못 평가된 것으로 보이며, 문향을 통하여 정확히 판별이 가능할 것이다. 일반적으로 홍토침향의 경우 50g 이상인 것을 찾아보기가 매우 힘들다. 그 이유는 흙속에서 오랜 기간 묻혀 있다가 침향심마니에 의하여 채취되는데, 그 속성상 대부분 50g 이하로 발견되기 때문이다. 홍토침향은 현재 멸종 상태이며, 별도의 침향수(뿌리를 땅에 깊에 박은) 종으로 보는 주장이 가장 설득력이 있다.

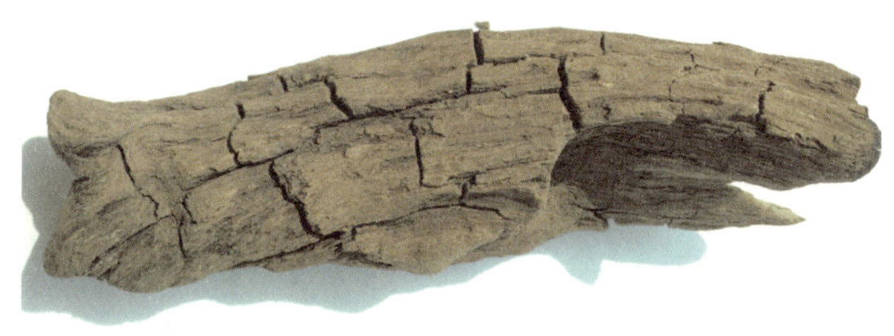

토숙침향(땅속에 묻힌 시간이 길지 않은 야생침향)

　토침향의 전단계로, 토침향에 비하여 침향의 숙성연수가 작고 약성 및 향기도 부족하다. 목질이 많이 남아 있는 것을 육안으로도 확인할 수 있다. 토침향이 고가인 관계로, 토숙침향을 토침향으로 파는 상인들이 많다.

한국의 산삼심마니처럼 베트남·캄보디아·인도네시아 등도 침향 전문심마니가 존재하며, 돈을 대는 전주와 연결된 리더와 그 밑에 다수의 침향심마니 그룹이 존재한다. 베트남의 경우에는 현재 야생침향이 거의 나지 않아 상당수의 베트남침향 심마니가 중국·인도네시아·말레이시아 등으로 불법 입국하여 침향을 채취하다가 종종 해당 국가에서 체포되기도 한다. 한국 산삼심마니와 달리 심마니 개인이 채취한 침향을 소유할 수 없으며, 심마니 그룹에서 최고의 리더에게 채취한 침향을 주어야 한다.

좋은 의미에서 '리더'로 표현하였지만, 그 조직은 매우 무서운 방식으로 운영된다. 한국의 심마니와 달리 작업환경이 매우 열악하여, 침향채취과정에서 독충, 늪, 험악한 산지 등의 이유로 많은 침향심마니가 목숨을 잃는다. 그러나 침향심마니들이 버는 수입은 노동시간에 나누어 분배하나 침향매각대금의 지극히 일부분만을 갖게 된다. 그야말로 침향의 한 조각 한 조각이 침향심마니의 땀과 피값이라고 불러도 지나친 말이 아니며, 약재로 사용하거나 또는 문향하는 사람은 그 고귀한 희생의 가치를 알고 소중하게 다루어야 한다.

(4) 충루(蟲漏)

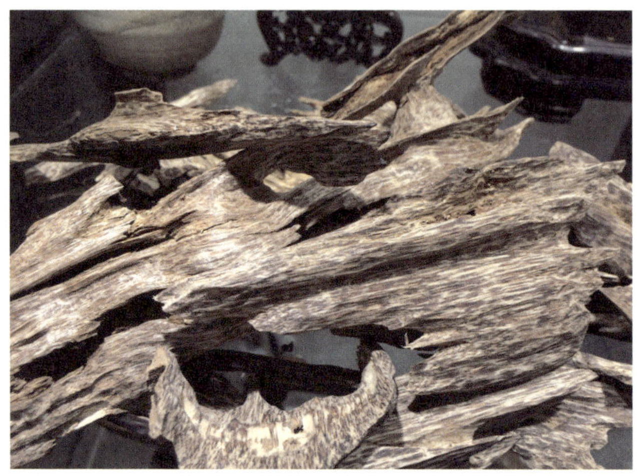

충루야생침향(베트남 나트랑)

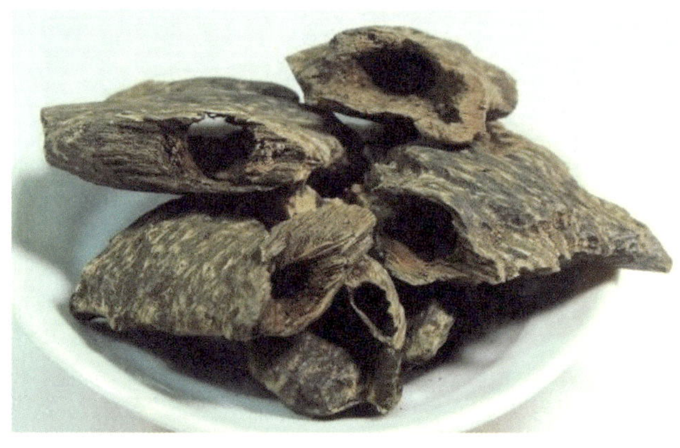

상기 침향은 인공재배한 침향이며, 벌레가 구멍을 만들었다(또는 그 런 모습) 하여 '충루'라고 한다. 실제로 인공재배 침향의 경우, 전면에 상기처럼 큰 구멍(쇠막대기를 침향나무에 박은 흔적)이 보인다. 대부분 수지선이 야생침향에 비하여 크고 조밀하지 않다. 야생침향이 좋은 이유는 수지선이 조밀하고 세밀하게 분포하여 수지 함량이 좋으면서도 (성분함량이 인공재배침향에 비하여 훨씬 복잡하다. 화학구조식이 훨씬 복잡한 사실이 과학적으로 입증된다) 문향 시 향기도 매우 좋게 발현되기 때문이다.

제 **2** 장

침향의
진위 및 우열 구별법

침향(沈香)의 경우, "천년침향(千年沈香)

만년토침향(萬年土沈香)"이라는 말이 있다.

약간 과장된 표현이지만 토침향이 얼마나 오랜 기간에 걸쳐 숙성되는

희소성이 있는 침향인지를 말해 준다.

침향나무는 속성나무로 키가 크지만

뿌리가 상대적으로 깊지 못하다(홍토침향나무제외).

따라서 태풍 등의 외부 요인에 의하여 쉽게 부러지거나 죽는다.

통상 수령은 100년 미만으로 보고 있다.

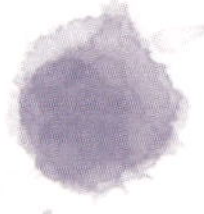

침향의 진위 구별

1) 침향의 구조

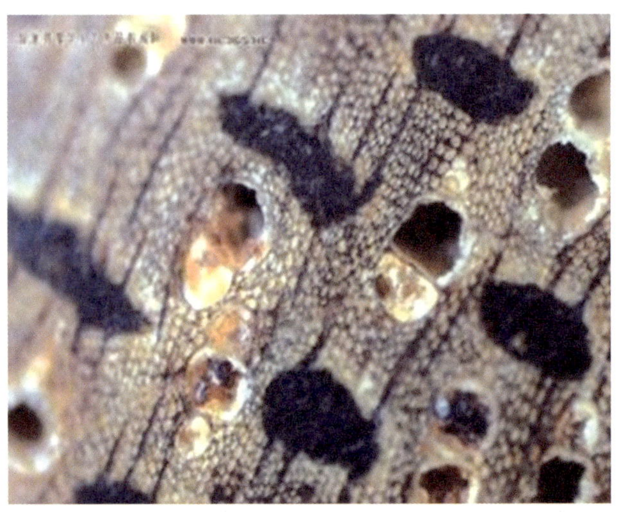

침향의 횡단면(현미경 100배 이상)

상기는 침향의 횡단면으로, 타원형의 수관이 검은색 수지가 병변 등 다양한 이유로 채워진 후 시간의 경과와 함께 횡선을 통하여 백색의 목질까지 검은색, 자색, 황색, 연녹색 등으로 변하게 된다(이러한 현미경으로 관찰한 침향 횡단면이 침향제품의 진위여부를 판별할 때 중요한 기준이 됨. 대부분 가짜에서 이러한 명확한 횡단면 구조를 관찰하기가 쉽지 않음). 야생 침향의 경우, 횡단면의 상기 그림처럼 명확하지 않을 수 있다.

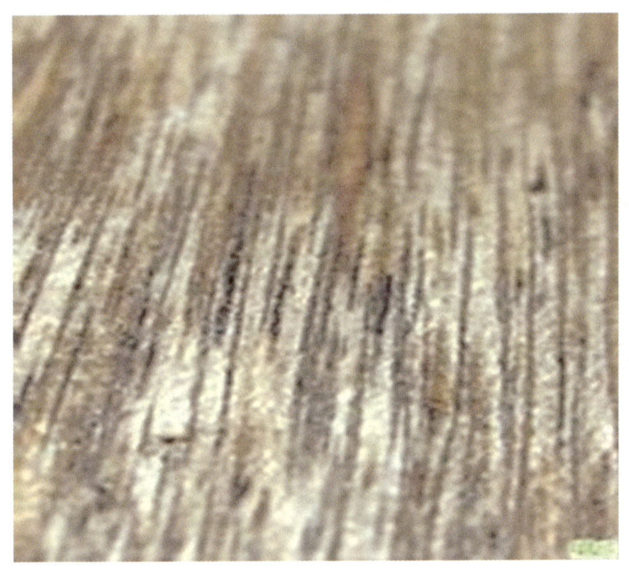

침향의 종단면 구조(현미경 50배 이상)

위의 사진에서 검은색 부분이 수지 부분이고, 백색부분이 목질 부분이다. 이러한 수지선이 세밀할수록 좋은 침향이라고 할 수 있다. 이러한 현미경으로 관찰한 침향 종단면도 침향제품의 진위여부를 판별할 때 중요한 기준이 된다. 대부분 가짜에서 이러한 명확한 종단면 구조를 관찰하기가 쉽지 않기 때문이다.

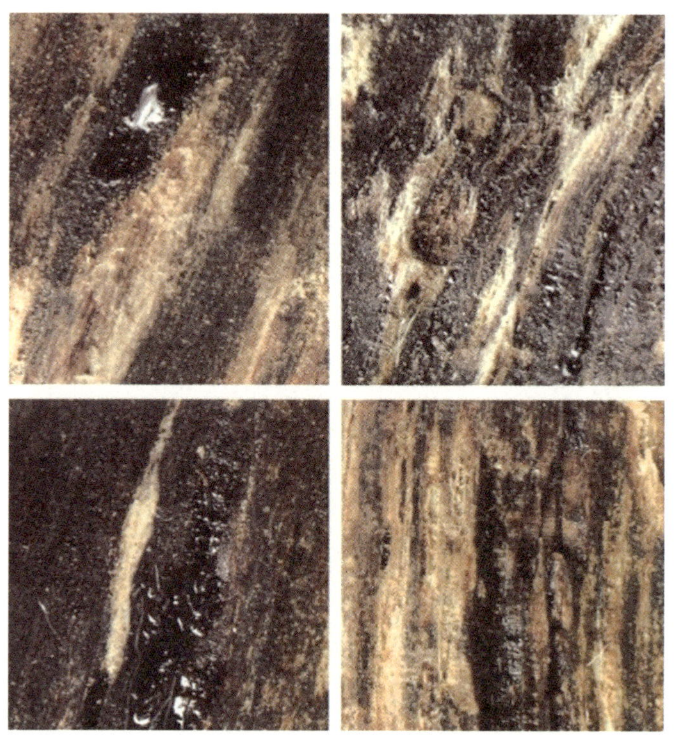

야생침향의 표면(현미경 50배)

검은색이 방향성 수지이며, 흰색이 수지가 없는 목질 부분이다. 검정색 수지선과 목질이 번갈아 있다. 가짜의 경우 대부분 이 경계가 모호하다. 즉, 검정색과 흰색의 색차 대비가 거의 없다.

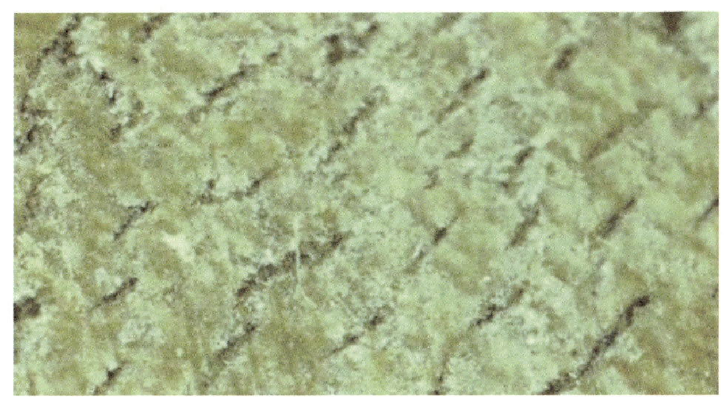

침향의 횡단면(현미경 50배)

검은색이 침향수지이며, 하얀 부분이 수지가 없는 목질이다.

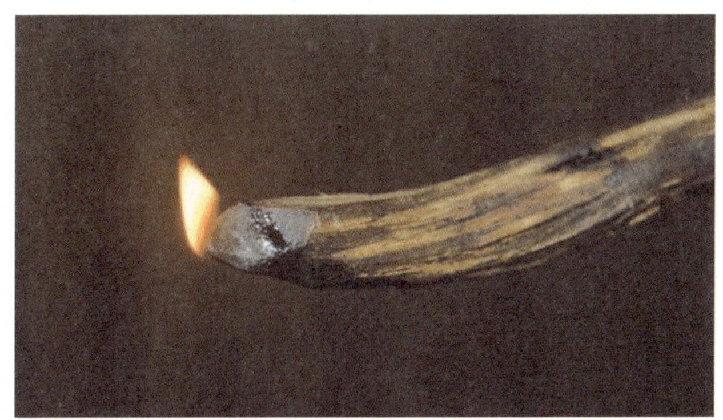

수지함량이 많은 양질의 침향의 경우, 침향수지가 삼출되면서 좋은 향의 연기가 타오른다(최근 가짜 침향의 경우도 수지가 삼출되는 것도 있음). 중요한 것은 좋은 향기가 지속적으로 발향되는가 하는 여부이다. 단, 아무리 수지가 많더라도 좋은 향기가 아니라면 이 역시 가치가 없는 것이다.

2) 침향의 진위 판별 기준표

	진품(기남침향 제외)	가짜침향
향기	1)직접 맡는 경우 베트남계열 (캄보디아 · 라오스 · 태국 · 미안마 · 인도 등): 담담한 향기 *기남침향의 꽃향기와 시원한향이 비교적 진하게 발생 싱가포르계열(인도네시아 · 말레이시아 · 브루나이 · 필리핀 등): 약간 진한 향기 2)태워서 맡는 경우 침향수지가 끓으면서 향기가 발향한다. 시원한 향, 달콤한 향, 쓴 향, 꽃향, 고소한 향, 약초향 등이 난다. 3)전기향로 등을 통하여 맡는 경우 상기 향을 부드럽고 은은하게 지속적으로 느낄 수 있다. *기남침향의 경우 다양한 시원한 향, 달콤한 향, 고소한 향 등의 다양한 향기 변화가 있다.	1)직접 맡는 경우 대부분의 가짜에서는 역겨운 냄새가 난다. *일부 정교한 가짜의 경우, 고급침향유를 표면에 도포하거나 유사한 화학향기 수지를 강제 주입한 경우, 진짜 침향과 유사한 향기가 담담하게 나기도 한다. 그러나 이러한 침향으로는 문향할 수가 없다. 2)태워서 맡는 경우 침향을 라이터로 직접 태웠을 때, 가짜일 경우에는 침향수지가 끓지 않고 연기만 발생한다. *요즈음 나오는 가짜 침향은 수지가 끓으면서 나쁜 향기(강한 향수 냄새, 비닐 타는 냄새, 화학제품 냄새 등 역한 냄새)가 나온다. 더 발전된 가짜 침향은 수지도 끓으면서 잠시 좋은 향기가 난다. 이럴 경우에는 향로로 정확하게 다시 문향하여 감별한다. 3)향로 등 문향 시 상기와 동일한 역한 냄새를 지속적을 맡을 수 있다. 일단 향기에 거부반응이 있으면 맡지 말것을 권한다.

수지선 (유지선)	수지선과 목질부분이 명확하다.	수지선이 모호하거나 이상하게 틀어지거나 덩어리 형태로 존재한다. 현미경 관찰 시 침향 표면이 움푹 들어가거나 돌출되기도 한다(상기 현상들은 고압 압축으로 인함).
뜨거운 물에 담그기	크게 변화가 없다. *가루분말향의 경우 물에 담그고 적셔 주면, 수지가 있는 목재부분과 물이 명확하게 분리된다.	제3세대 가짜 침향(나무를 고압으로 압축한것)의 경우, 시간의 경과에 따라 크게 부풀어 오른다. *가짜가루분말침향의 경우, 수지가 있는 목재부분과 물이 명확하게 분리되지 않는다. 물에 담그었을 때 바로 검은색 염료 등이 나오는 것은 가짜 침향이다. *일부 가짜 침향 염주 등은 물에 담근 후 꺼내면 표면이 하얗게 변하는 경우도 있다.
알코올에 담그기등	침향제품에 알코올을 묻혀서 흰 솜 등으로 문질러도 변화가 없다. 알코올 담그었을 때 단시간 내에 변화가 없으며 장시간 담그었을 은한 연한 황금색(호박색) 내지 연한 검정색이 서서히 나온다. *가루분말향의 경우, 알코올에 담근 후에 적시면 수지가 있는 부분은 윗부분에, 수지가 없는 목질부분은 하단에 명확하게 분리된다.	흰솜(종이)에 염색등의 색깔이 바로 묻혀 나온다. 알코올에 담그었을 때는 염색 등의 검은색 등의 색깔이 바로 나온다. *가짜 가루분말침향의 경우, 수지와 목질부분의 분리가 불명확하다.
색상	검정색 등과 수지가 없는 목질의 백색부분이 비교적 명확하다(베트남계열 침향의 특성이기도함).	지나치게 검정색일변이거나 부분적으로 검정색이 덩어리진다. 그리고 수지가 있는 부분과 없는 부분의 색차가 별로 없다.

	나무수지가 있는 부분과 없는 부분의 색상대비가 비교적 명확하다. 단, 100년 이상 오래된 침향의 경우에는 거의 검정색에 가까운 옛스런 광택이 난다.	그 이유는 표면에 고루게 가짜 침향수지 등을 도포하거나 강제로 전체에 수지를 주입하였기 때문이다.
광택	자연스러운 광택이 나며, 오랜 침향의 경우에는 은은한 광택(오랜 가구에 나는 광택 등)이 난다.	지나치게 광택이 나거나 너무 검정색으로 무광택을 띤다.
손의 느낌	침향나무는 본래 연한 나무로, 침향으로 만든 단주·염주 등은 금속이나 돌처럼 매우 딱딱하지 않다(기남침향은 표면이 약간 무르다). 표면의 수지정도와 무게감이 비례한다.	지저분하고 지나치게 끈적이는 느낌이 들기도 하며, 지나치게 단주·염주 등이 딱딱하거나 무겁게 느껴진다. 표면의 수지정도와 무게감이 비례하지 않는다.

침향의 진위를 아는 가장 확실한 방법은 상기의 방법을 종합적으로 적용하여 판별하는 것이며, 하나라도 가짜의 요소가 발견되면 가짜라고 보는 것이 정확하다. 그리고 현대에서 침향제품의 침수여부를 보고 침향이 가짜인가 진짜인가를 구별하는 것은 잘못된 방법이다(침수여부는 침향의 수지가 많고 적음을 보는 방법이다). 그리고 현재 가짜 침향 대부분은 침수하기 때문이기도 하고, 최고 등급의 기남침향의 경우 대부분 침수하지 않기도 하기 때문이다. 고대의 경우에서는 침향의 침수여부가 약재용이냐 문향의 재료이냐를 가르는 기준의 일부였음은 분명하다. 현재는 야생침향자체가 희소할 뿐만 아니라, 나아가 침수되는 재배침향은 더욱더 희소하다.

3) 침향수지함유량에 따른 5등급 분류

등급	설명
1등급	완전히 마른 재료, 목질부분이 거의 없음, 수지가 흑색, 무겁고 견실, 수지함량 80% 이상, 연소 시 기름 삼출, 향기 진함, 무잡질
2등급	마른 재료, 수지함량 60% 이상, 연소 시 기름 삼출, 무잡질
3등급	마른 재료, 수지함량 40% 이상, 연소 시 기름 삼출, 잡질 일부 존재
4등급	마른 재료, 수지함량 25% 이상, 연소 시 기름 조금 삼출, 잡질 많음
5등급	마른 재료, 수지함량 10% 이상, 잡질 매우 많음

인공재배 침향의 경우, 수지함량이 10% 이상이면 중국약전(2010)에서는 합격이다. 그 이유는 야생침향이 거의 멸종상태인 현재, 재배침향으로는 10% 이상 침향수지를 함유한 침향을 재취하기 쉽지 않기 때문이다.

이때, 침향은 채취 후 그늘에서 6개월 이상 말린 다음 수분이 증발한 후, 중량을 가지고 계산하여야 한다. 침향의 가격은 g당 계산되는데, 중량을 늘리기 위하여 물을 먹이는 등 다양한 방법이 사용되므로 건조여부 등을 반드시 확인한다(완전히 건조된 침향은 두드리거나 떨어뜨리면 경쾌한 소리가 남).

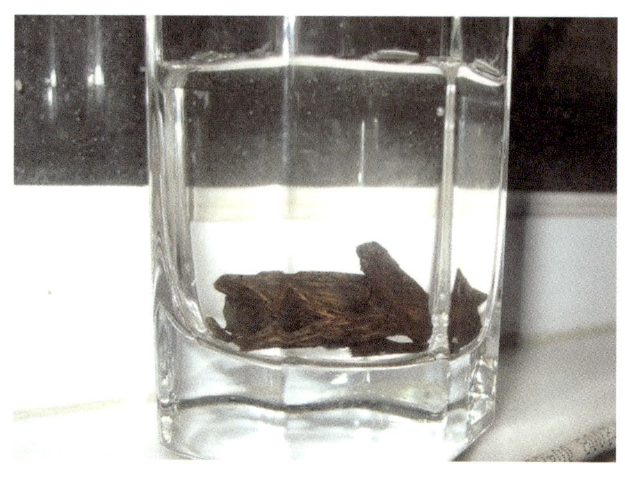

– 침수여부로 침향의 수지정도를 구분하여 등급을 정함

    침향은 침수여부에 따라 침수침향(최고등급), 반침수침향(표준등급), 수면 위에 뜨는 침향(보통등급)으로 분류하기도 하나 기남은 대부분 침수가 안 되어 일률적으로 상기기준을 적용할 수 없다. 그뿐만 아니라, 침수가 된다 하여 향기가 반드시 좋다고 할 수 없다. 그래서 전문가는 무엇보다도 침향의 향기를 우열을 판단하는 첫 번째 기준으로 평가한다. 문향자의 침향에 대한 가장 중요한 평가기준도 향기에 있다.

    과거 침향의 침수여부로 침향의 양질여부를 판단하였으며, 현재도 침향의 등급을 정하는 수많은 방법 중의 하나이다. 다시 말하지만, 침수여부는 침향이 진짜라는 전제하에서 침향의 우열을 판단하는 기준의 하나일 뿐이다. 침향의 진정한 가치는 침수여부가 아닌 향기로 판별하는 것이다. 아무리 침수된다고 하여도 향기가 없거나 향기가 좋지 않으면 그것은 침향이 아닌 것이나 마찬가지이다. 향기가 침향의 본질임을 항상 기억하여야 한다.

전문가들의 침향의 판단가치는 '향기의 우열 〉 침향내부 수지덩어리의 여부 〉 침수여부 〉산지 〉 크기'의 순서로 결정한다. 참고로, 대부분의 가짜 침향은 침수한다. 그리고 최고침향인 기남은 침수되지 않는다.

4) 가짜 침향제품의 발전

	제1세대 (1990년대 중반~현재)	제2세대 (2000년 전후~ 현재)	제3세대 (2005년 전후~현재)
색상	대부분 검은색으로 염색한 제품이거나, 검정색으로 침향표면에 칠한 제품이다.	1) 대부분 검은색 제품으로 타르(역청 등) 등뜨거운 열기로 훈증한 제품 2) 검정색·녹색 등의 화학염료수지를 솥에 고온으로 끊인 제품 3) 침향과 유사한 향목류의 나무로 여러 가지 색깔임	다양한 색깔로, 전문가 아니면 분별하기 어려운 제품. 수지가 거의 없는 침향나무 등을 고압으로 압축하고 저가의 침향유 및 화학수지 등을 강제 침투시킨다.
압축 여부	압축 없음	압축 없음	압축침향나무, 침향수지가 거의 없는 침향나무에 화학수지 및·침향유를 고압으로 주입한다.

향기 ①직접 　태웠 　을 때 ②향로에 　태웠 　을 때	역한 냄새 역한 냄새	매우 역한 냄새 매우 역한 냄새	처음에는 약간의 침향 냄새가 난 후 바로 역한 냄새나 목질냄새가 난다.
무게 (비중)등	침수되지 않는다. 물이나 알코올 담그면 바로 검정색 물이 나오기 시작한다.	침수되지 않는다. 물이나 알코올에 담그면 검정색 물이 나오기 시작한다.	압축한 제3세대 가짜 침향은 무게로 인하여 바로 침수된다. 뜨거운 물에 담그면 압축된 침향이 부풀어 오른다.
주제 조국	베트남(최초) · 캄보디아 · 중국 · 말레이시아 · 태국	베트남(최초) · 캄보디아 · 중국 · 말레이시아 · 태국	베트남 · 중국 · 말레이시아 · 인도네시아 · 태국 등

　가짜 침향을 구별하는 기본으로 가장 중요한 것은 침향의 다양한 부분(특히 내부)에서 샘플을 추출해서 태우거나 향로 등으로 냄새를 맡아 보는 것이다. 또 하나 시장에서 많이 유통되는 준진짜의 형태는 낮은 등급의 침향을 여러 가지 방법으로 높은 등급의 침향으로 만드는 것이다. 이런 경우, 전문가도 분별하기란 쉽지 않다. 구체적 방법은 상업적 악용을 우려하여 여기에서 공개하지 않는다.

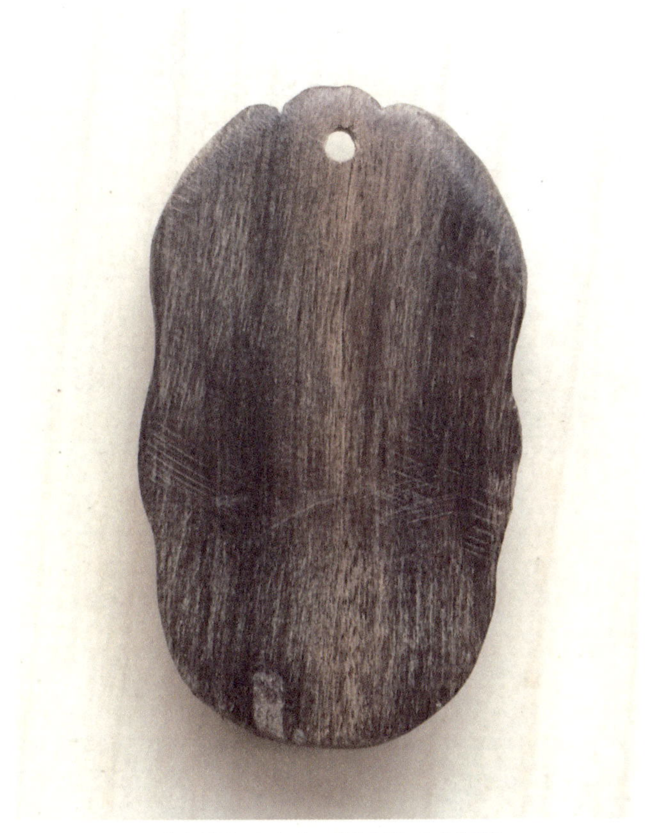

가짜 침향 목걸이(고압압축한 가짜 침향)

일반인이 알기 어려운 현재 시중에 가장 많이 유통되는 가장 진보한 제3세대 가짜 침향제품으로, 고압으로 침향수지가 거의 없는 침향나무를 압축한 후 저질의 침향유 및 화학수지 등을 강제주입하고 화학처리한 제품이다. 검정색은 침향의 수지가 아니다. 강제 압축한 나무이기에 뜨거운 물에 담그면 팽창하며 부풀어 오른다.

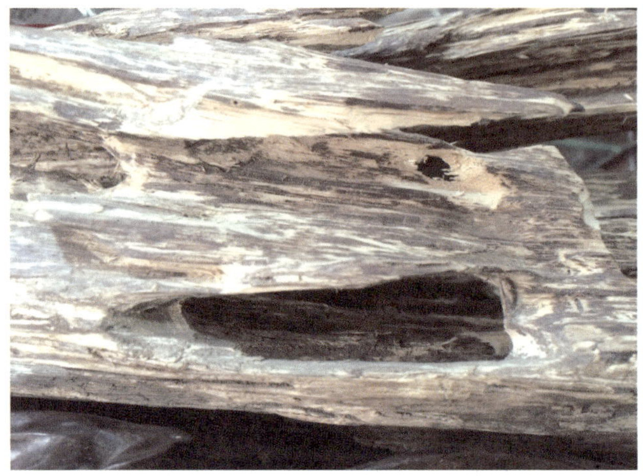

가짜 침향

낮은 등급의 침향에 화학처리한 가짜 침향으로, 일반인들은 구별하기 어렵다.

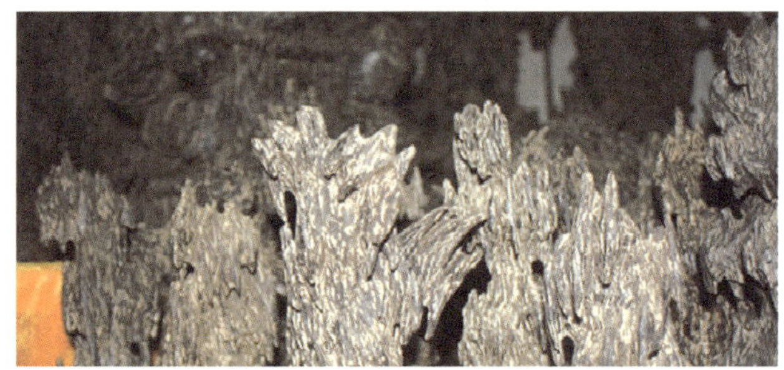

전형적인 가짜 침향

완전히 타르 등의 화학제품이라고 보면 될 만큼 가장 초보적인 기술로 제작한 가짜 침향제품으로, 베트남 및 중국 등에 대부분 이런 제품이 15여년 전부터 이미 널리 유통되고 있다. 한국의 경우에도 일부 소장가들이 예전에 수집하여 소장하고 있다. 다시 말하지만, 베트남 및 중국(청나라 말기)에서는 이미 오래전부터 야생침향은 거의 멸종되었으며, 현재 가짜 침향을 만드는 공장이 많다. 그중에는 매우 정교한 가짜 침향을 만드는 공장도 상당수 존재한다.

하단과 같은 완전 검은색의 침향은 타르 등의 화학약품으로 완전히 검게 처리한 것이다. 그 향기도 매우 역하다. 자연침향이 이렇게 나오는 경우는 결코 없다.

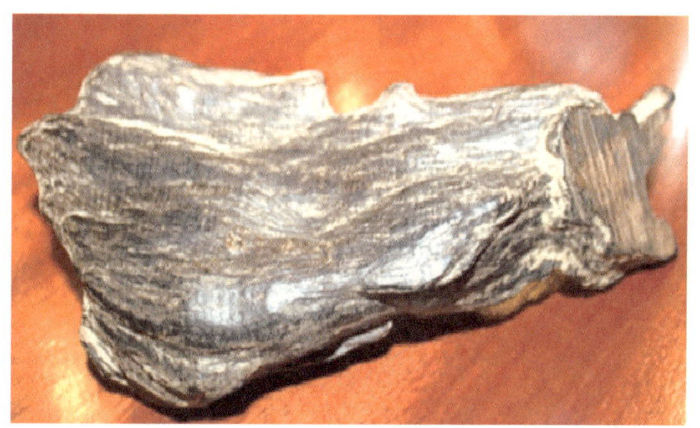

준진짜 침향

낮은 등급의 침향에 침향수지를 표면에 훈증하고, 강제 내부 주입하여 등급을 올린 준진짜침향이다. 이런 방식의 침향은 전문가도 구별하기 쉽지 않다. 단, 향로로 주의 깊게 문향하면 정확한 품질을 알 수 있다.

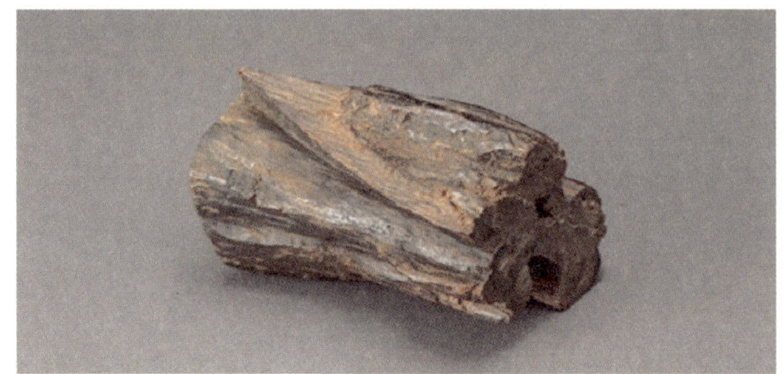

작은 크기의 가짜 침향덩어리

    일반인이 보기에는 침향수지가 많은 것처럼 보이지만, 이는 가짜 침향이다. 표면에 화학수지를 훈증하고, 내부에 강제주입한 흔적이 보인다. 수지선이 자연스럽지 못하고, 또한 수지가 있는 부분과 없는 부분에 색차가 없다. 또한 대부분이 침수된다. 문향을 하면 일반인도 쉽게 구별할 수 있다. 아무리 그럴싸하게 만들어도 침향의 오묘한 향기는 복제할 수 없다.

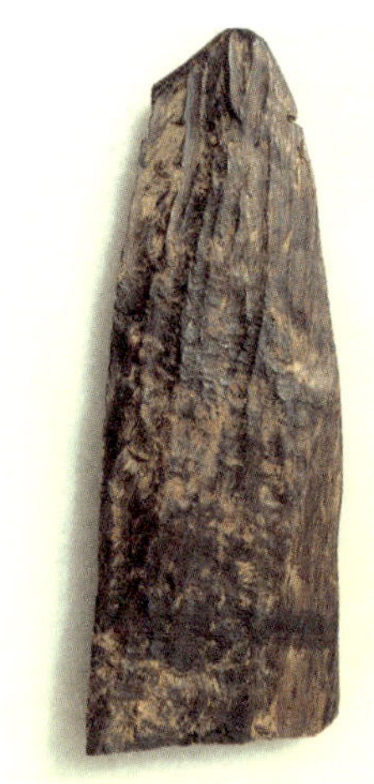

가짜 침향제품

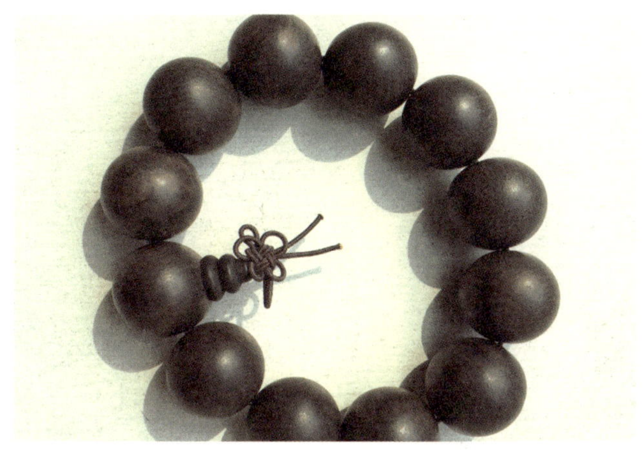

가짜 침향 염주

시중에 가장 많이 유통되는 초기형태의 가짜 침향이다. 염주표면을 온갖 재료로 화학처리하여 검은색으로 만든 완전가짜 침향제품으로 연소 시 매우 역한 냄새를 풍긴다. 자연에 이런 완전 검은색의 침향은 존재할 수 없다. 필자가 첫 번째로 속아서 구입한 가짜 침향단주이다. 필자가 침향에 몰입하여 책을 쓰게 해 준 고마운 반면교사의 침향이다.

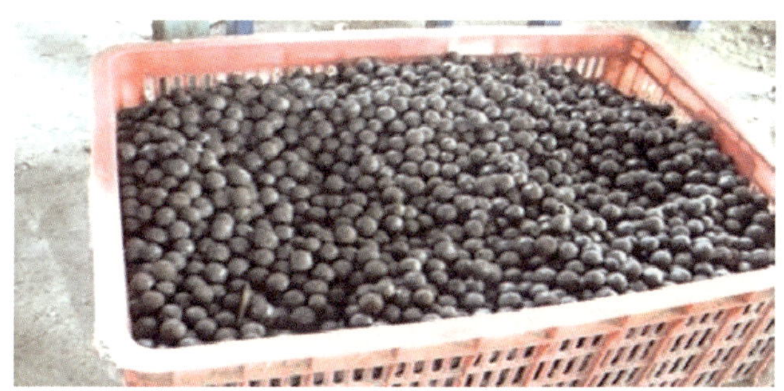

박스 안에 가득한 검정색 가짜 침향알

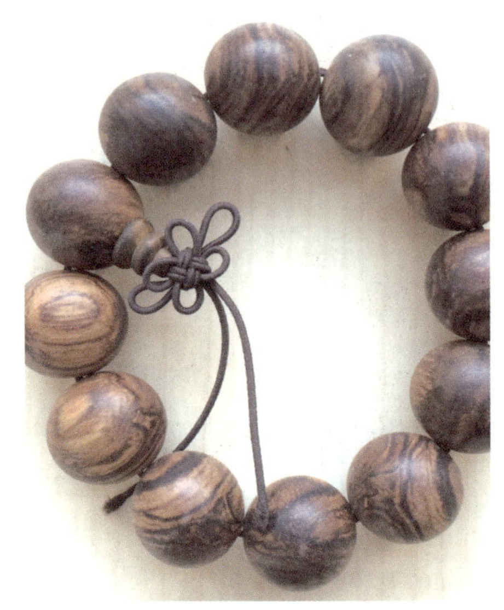

속칭 '화기남' 또는 '호피침향'이라고 불리는 가짜 침향제품

수지문양이 멋있게 보이나 침향제품이 아니라 다른 별개의 나무 종류이다. 중국·베트남·캄보디아 등에서 고가에 대량 유통 중이다. 이런 가짜 침향제품을 고가에 사오는 분들이 의외로 많다.

하단제품은 녹색기남을 모방하여 녹색염료로 유화처리한 가짜 기남 침향제품으로, 시중에서 많이 유통되고 있다. 이런 제품은 절대 차고 다녀서는 안 된다. 천천히 피부 등을 통하여 화학염료 등 독성이 신체내부에 침투되기 때문이다. 두드러기 등 알레르기 반응이 나타나는데, 이는 절대로 명현반응이 아니다. 진짜 녹색 기남은 매우 연한 녹색으로, 향기도 은은하게 맡을 수 있다.

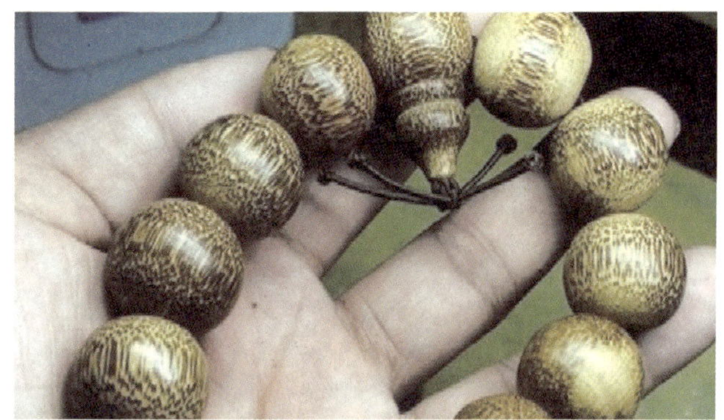

가짜침향(녹기남침향모방)

하단(92페이지)의 나무조각들은 완전 가짜 침향이다(침향나무 자체가 아니다). 이 침향은 현재 중국약재상이 많이 취급하는 가짜 침향이다. 자연침향은 이렇게 규칙적 수지문양이 있을 수 없다. 특징은 매우 딱딱하며, 물에 침수가 잘된다는 것이다. 색은 전체적으로 검으며, 태워서 맡으면 매우 역하다. 침향은 태우거나 향로로 문향하여 진위여부를 판정하는 것이 핵심이다.

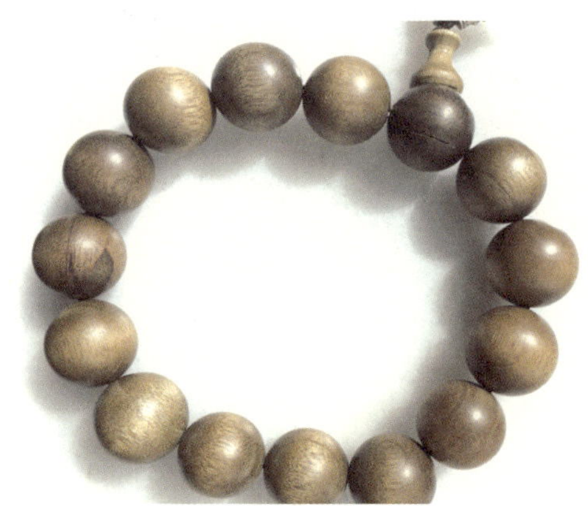

가짜 침향제품

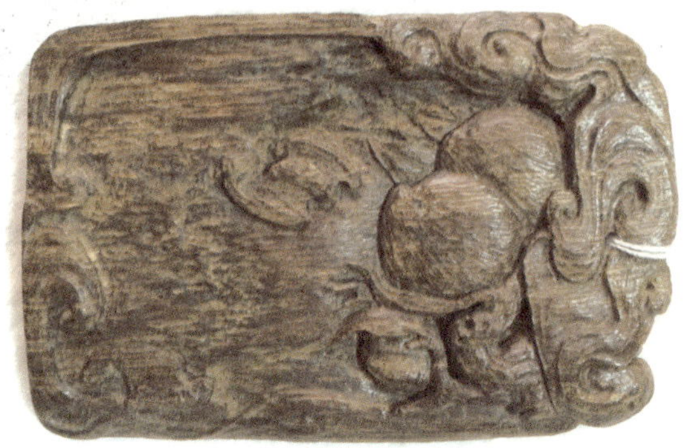

가짜 침향목걸이

압축으로 인하여 수지 등이 덩어리도 형태로 뭉쳐진다. 고압으로 압축하고 침향유를 겉표면에 도포한 침향은 일반인이 분별하기란 사실상 어렵다.

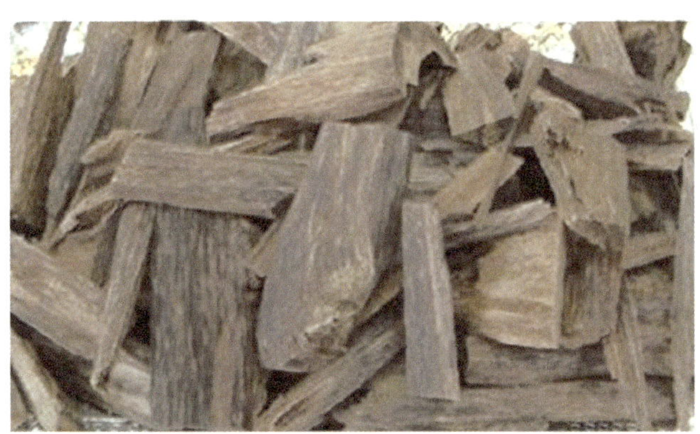

침향나무와 유사한 가짜 침향

시중에 긴 직사각형태의 가짜 침향이 많이 유통되고 있다. 절대로 침향차나 침향분말 및 침향술로 섭취해서는 안 된다. 대부분 가짜 침향은 침수되는 것이 특징이다. 약재 가능한 재배침향의 가격도 이미 g당 3만 원이 넘어가므로 몇 백 g에 몇 만 원하는 야생 침향은 결코 있을 수 없다. 중국·베트남 등 약재상에서 가장 많이 유통되는 가짜 침향 중의 하나로, 절대 약재나 차나 술로 복용해서는 안 된다. 복용 시 두드러기·두통·복통·설사·두통을 일으킬 뿐만 아니라, 신체 마비증상에 심지어는 기절까지도 하게 된다. 대부분 매우 딱딱하며, 물에 담그면 바로 침수되는 것이 가짜 침향의 특징이다.

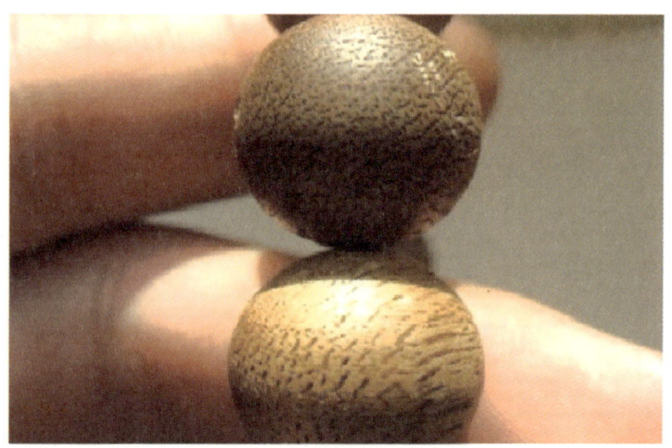

가짜 침향제품

걀표면에 저가의 침향유 등을 도포한 침향이다. 침향유를 바르면 침향고유의 향기가 나지만, 한 달이 못 가서 모두 향기가 날아가고 없어 침향으로서의 가치가 없다. 일부에서는 재배침향에 침향유를 집어넣으면 야생침향과 차이가 없다고 하나, 이는 상업적 목적에 근거한 것이라 생각된다. 그리고 시중의 침향제품에서는 침향유를 집

어넣은 유사침향제품도 찾아보기 거의 힘들다. 대부분이 완전 가짜
침향제품이다.

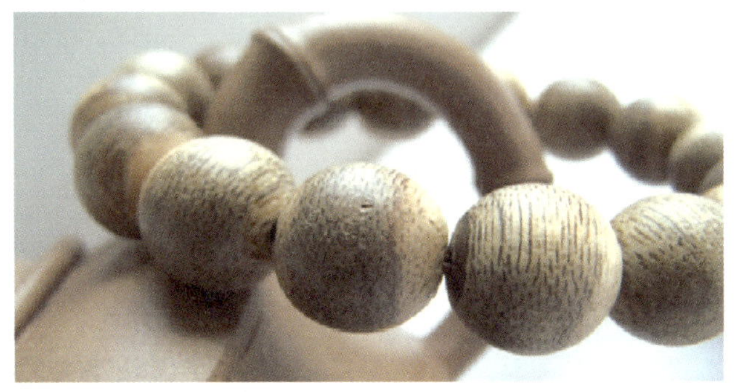

가짜 침향제품

걸표면에 침향유 등을 바른 흔적이 명백히 보인다. 초보적인 가짜
제조기술로 만든 가짜단주이다. 수지선이 매우 부자연스럽다. 조금
조각을 잘라서 태워 보면 역한 냄새가 나거나 나무 타는 냄새만 바로
난다. 부끄러운 이야기지만, 필자도 초기에 상기와 유사한 침향을
고가에 속아서 산 적이 있다.

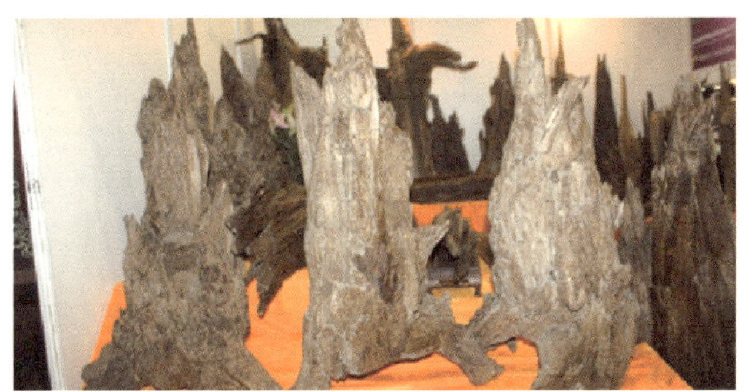

가짜 침향나무 덩어리들

크고 작고 상기 형태의 가짜 침향나무가 많이 유통된다. 이런 조각을 몇 백 g에서 몇 kg까지 나누어서 팔고 있다. 중국·캄보디아·인도네시아·말레이시아 및 베트남 등 많은 나라에서 대규모의 개인침향전시관 및 갤러리 등이 열리고 있다. 주로 상기 형태의 가짜 침향을 다양한 크기로 나눈 것이 주로 전시되어 있는데, 이는 침향나무와 전혀 상관없는 나무이다.

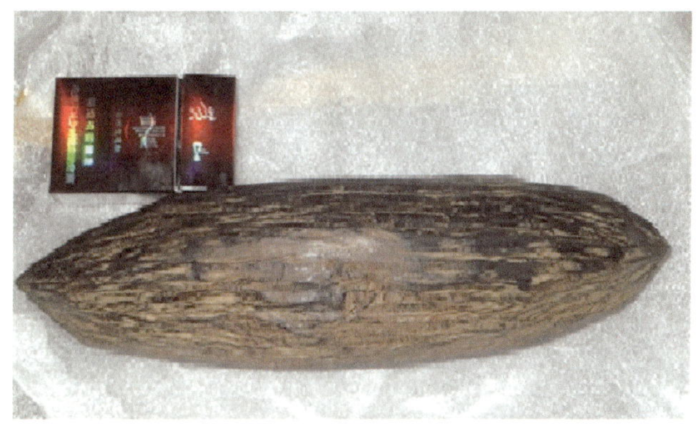

가짜 침향

초보적인 가짜 제조기술로 만든 가짜 침향으로, 시중에 유사 제품이 많이 유통되고 있다. 겉에 화학수지 등을 도포한 흔적이 명확하다. 그리고 매우 부자연스런 수지선을 띠고 있다. 흰 솜이나 흰 종이에 알코올이나 물을 묻혀 닦으면 검은색이 묻어난다.

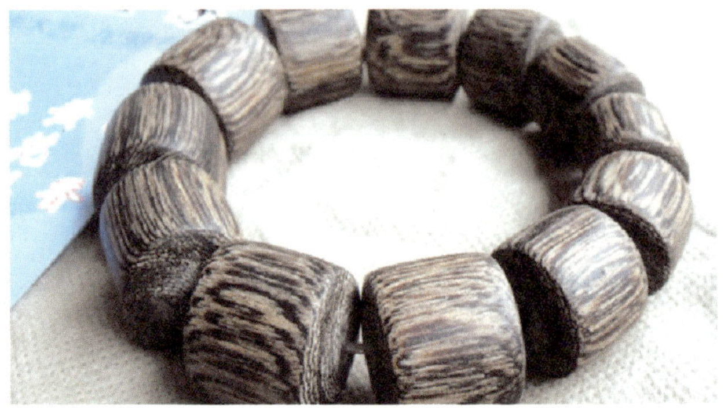

가짜 침향제품

　침향의 수지선이 저렇게 규칙적인 침향은 자연에서는 존재하지 않는다. 수지선을 보는 것이 침향의 진위여부를 판단하는 데 중요한 판단기준 가운데 하나이다.

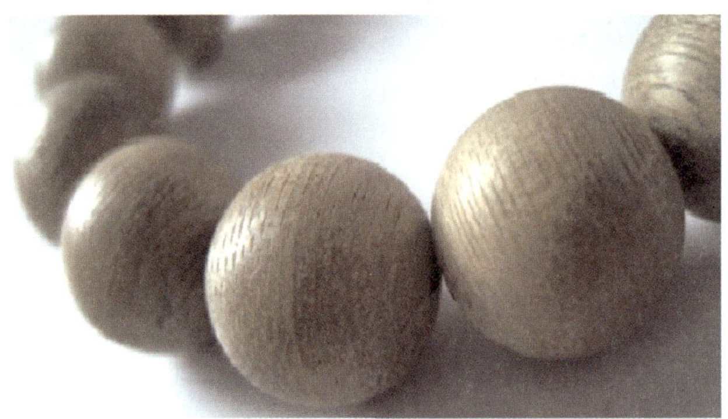

가짜 침향제품

　침향수지가 거의 없는 침향단주로, 가치가 거의 없다고 보면 된다. 수지선이 매우 그럴듯하지만 가짜 침향제품이다. 검은색 침향수지가 덩어리진 가짜 침향의 전형이다. 세알의 수지형태가 거의 유사하다. 공장에서 대량으로 제조하기 때문에 규칙적이다.

첫째, 단주 · 염주 · 묵주 등 침향제품의 실을 집어넣는 구멍부분이 큰 제품은 가짜일 가능성이 크다. 왜냐하면 그 비싼 침향에 구멍을 크게 뚫어 침향을 낭비하는 바보 같은 침향상인은 없기 때문이다. 둘째, 침향단주 등에 구멍을 뚫는 경우도 일정한 규칙이 있다. 예를 들어, 수지선의 중간에 뚫는 등 일정히 구멍을 뚫는다. 만일 세공이 거칠고 제멋대로면 역시 가짜일 가능성이 높다.

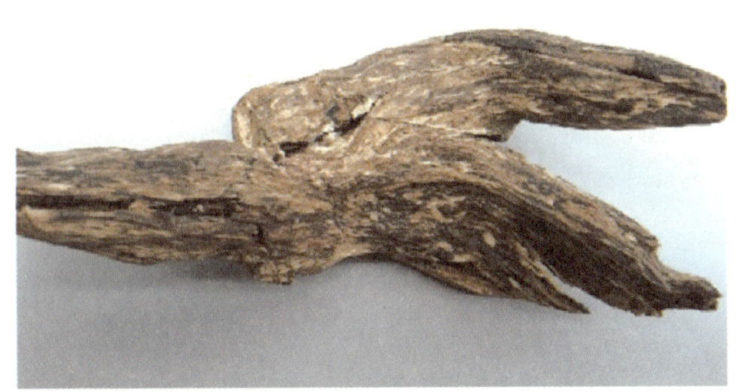

침향이 아니라 다른 향목류에 속하는 향나무 일종

침향의 수지선이 전혀 다른 향목나무이다. 가짜 침향으로, 시중에 많이 소장 및 유통 중인 유사침향목이다. 일부 사람은 향목류의 일부

향나무도 최광의 침향으로 보기도 하나 전혀 근거 없는 상업적 목적
에 이유가 있다.

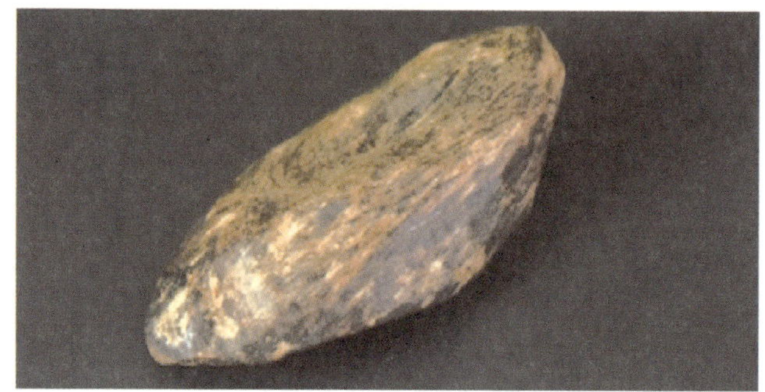

화학수지로 도포한 가짜 침향

이런 형태의 가짜 침향소괴가 시중에 많이 유통되고 있다.

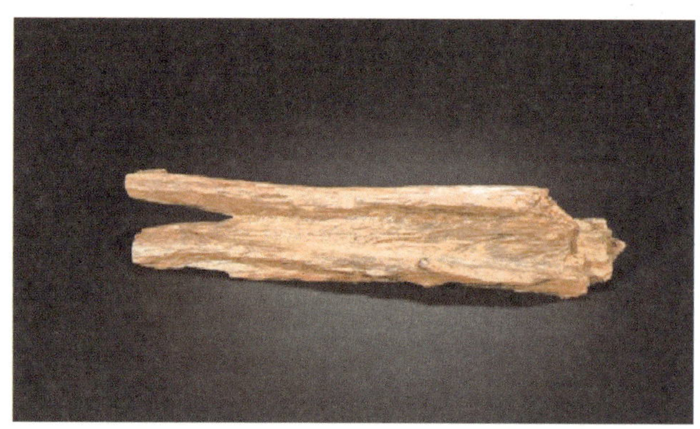

가짜 침향

기남침향으로 자주 둔갑하는 가짜 침향목이다. 정확하게 말하면,
침향나무와는 전혀 상관없는 향나무 종류이다. 진위여부는 나무수지

선을 관찰하거나 태워서(향로 포함) 문향하면 쉽게 바로 알 수 있다.

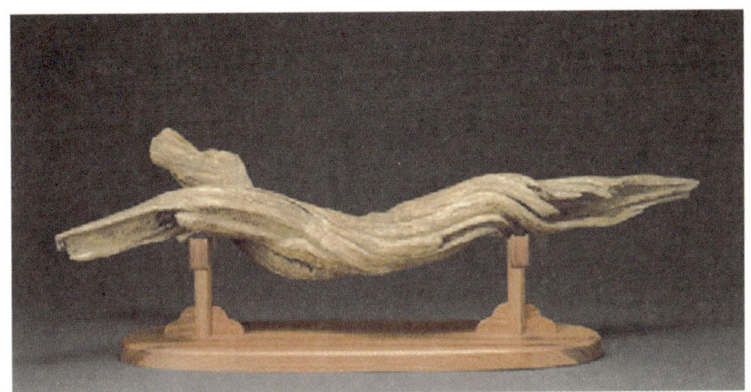

가짜 침향덩어리

침향나무가 아닌 유사 침향목 덩어리이다. 가장 확실한 방법은 문향을 통한 구별이다. 시중에 많이 유통 및 소장되고 있다. 일부 인도네시아 및 말레이시아산 침향이 이러한 나무덩어리 형태를 띠므로 전문가가 아니면 쉽게 판별할 수 없다. 약용 및 문향으로 절대 사용해서는 안 된다.

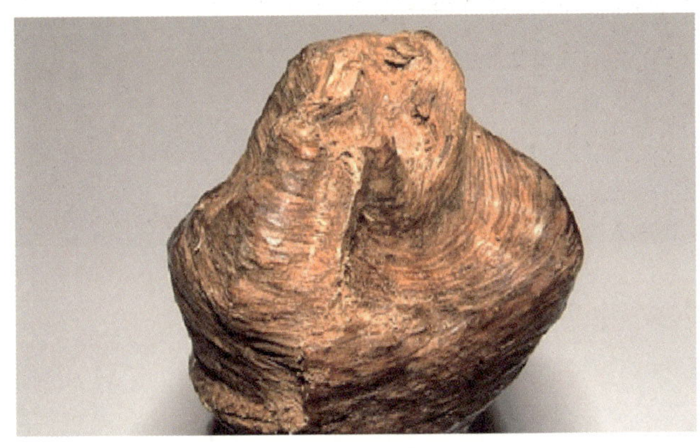

가짜 홍토침향

홍토침향을 모방한 가짜침향으로, 표면에 다수의 유화처리 흔적이 보인다.

⋯▸ 홍토침향: 중국인이 기남침향에 버금가게 좋아하는 침향으로, 침향의 색깔이 홍색이라 홍토침향이라 한다. 베트남 중부 산맥 홍토 지역에서 나는 것이 가장 좋으며, 현재는 채취량이 거의 없다. 시세는 비교적 괜찮은 품질 진품기준으로는 g당 10만 원 이상이다(홍토의 경우 7가지 등급으로 품질을 나누며, 문향을 위하여는 3등급 이상이 되어야 함).

유사 침향나무로는 주로 인도네시아·말레이시아·베트남 등에서 발견되는 향목류가 있으며, 침향과는 전혀 관계가 없다. 문향 및 약재로 쓰여서는 안 된다. 이 나무 역시 침향으로 둔갑하여 현재 시중에서 고가에 많이 유통되고 있으니 주의 바란다. 야생 침향은 기후환경에 따라 여러 가지 모양으로 존재한다.

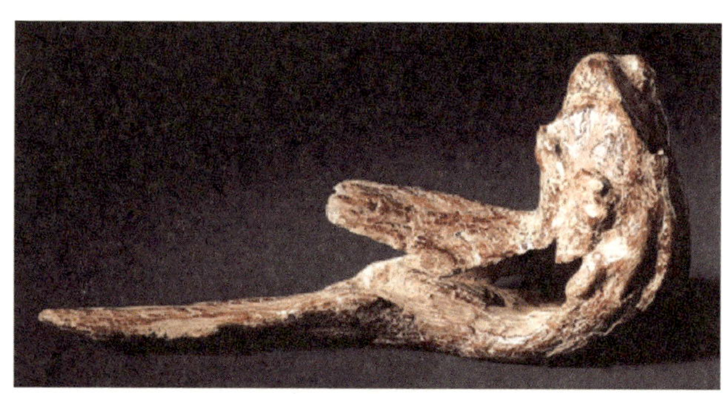

판단을 유보한 홍토침향

홍토침향의 겉표면을 정리한 침향으로 보이나, 필자는 문향을 통하여 최종판단하는 것이 정확하다고 본, 판단유보한 침향덩어리이다.

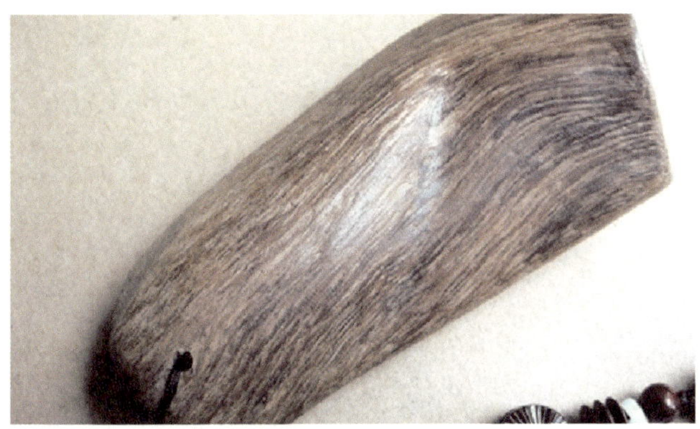

가짜 침향

　　홍토침향 등을 모방한 가짜 침향이다. 홍토침향의 경우 푸석푸석한 겉부분(문향의 훌륭한 재료)을 깨끗이 정리하고 나서 상기와 유사한 모양을 띠지만, 상기 제품은 유사하게 모방한 가짜 침향이다. 이 역시 시중에서 많이 유통되고 있다.

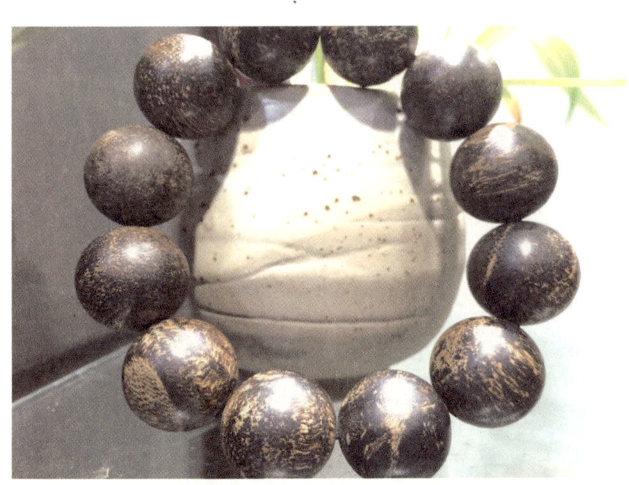

인도네시아 최고등급(동북부채취) 야생침향으로 만든 단주

자연스러운 수지선과 흑백의 대비가 아름답다. 앞의 다양한 가짜 침향들의 수지선과 흑백의 색차대비 등을 비교하면, 어느 정도는 진위여부를 알 수 있다.

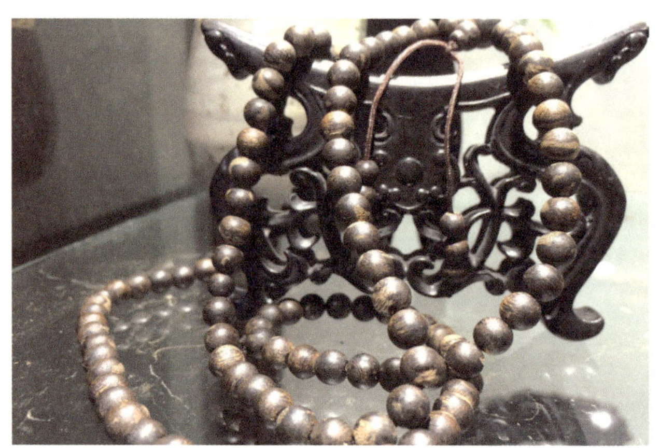

베트남 나트랑 기남침향염주

직접 맡아도, 오묘한 향을 느낄 수 있다.

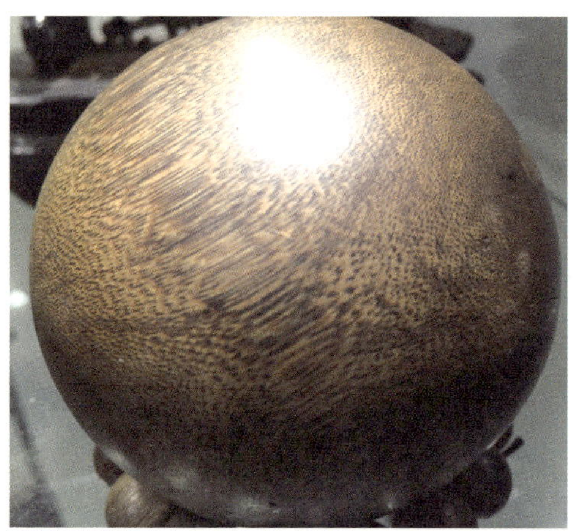

인도네시아 동북부 야생침향으로 만든 원형침향제품

아름답고 자연스러운 수지선을 자랑한다.

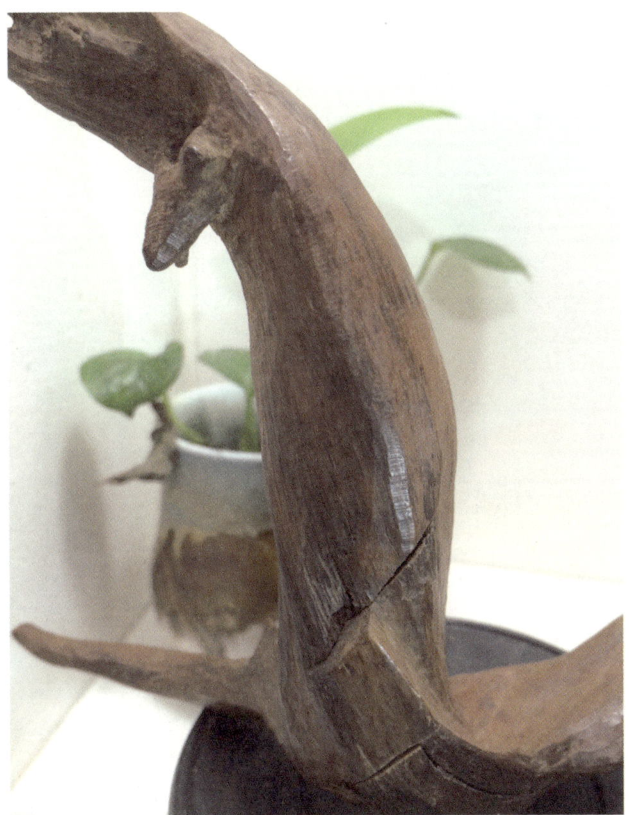

인도네시아 야생침향덩어리

침향의 우열 구별

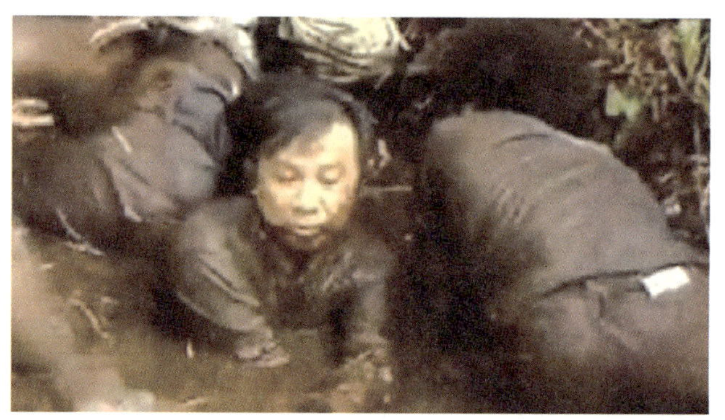

밀림의 늪지 등에서 침향을 채취하는 침향심마니들

이들은 목숨을 걸고 침향을 채취한다. 우리가 사는 침향의 한 조각
한 조각이 그들의 피와 땀으로 만들어진 것이다.

1) 좋은 침향을 고르는 방법

– 필자의 침향 판단 순서

필자는 하단의 순서에 따라 침향의 진위 및 우열을 판단하며, 그중 향로(전기향로 포함)를 이용한 문향을 통하여 최종적으로 결론을 내린다.

일반침향

침향의 진위여부 판단 ⋯→ 향기판단(세 가지방법: 직접 코로 맡음, 태워서 맡음, 향로문향) ⋯→ 침향산지 판단 ⋯→ 수지함량 판단(침수여부 등) ⋯→ 크기여부

기남침향

기남진위여부 판단 ⋯→ 기남의 종류 판단(숙결 · 생결 등) ⋯→ 향기판단(향로이용 향운의우열판단) ⋯→ 산지 판단(베트남 · 중국 · 캄보디아 · 인도네시아 · 말레이시아) ⋯→ 크기여부

1) 직접 맡는 경우	−베트남계열(캄보디아 · 라오스 · 태국 · 미얀마 등): 담담하면서도 은은한 단맛 등 −싱가포르계열(인도네시아 · 말레이시아 등): 비교적 진한 향기
2) 태워서 맡는 경우(향가루 등) : 수지가 끓으면서 연기 발생	−좋은 침향: 시원하고, 달콤하며, 쓴 향기, 짠 향기, 약간 맵고 얼얼한 느낌 등이 조화로움 −가짜 또는 저급침향: 화학재료의 냄새 및 목질이 타는 냄새

3) 전기향로 등으로 맡는 경우	−최고등급의 침향: 전기향로(전통향로포함) 문향 시 꽃향기, 시원한 향기, 달콤한 향기, 고소한 향기 등이 시간의 경과에 따라 변화함(향운) −저급침향: 향운이 없고, 150도 이상 고온에서 발향되기 시작하며, 향기의 지향력이 작음
수지선	수지선이 명확하고 세밀할수록 좋은 침향. 그만큼 향기도 세밀하게 발향된다.
색상	기남을 제외하고는 검은색이 전반적으로 많을수록 좋다. 단, 시중에 도는 가짜 침향 대부분이 검정색이다. 수지선이 있는 부분과 없는 부분의 색차가 분명한 것을 골라야 한다.
침수여부	침수여부는 그 침향이 진짜인 것을 전제로 하나, 현재 시중에 유통되는 침향 대부분이 야생침향이 아닌 가짜 침향이므로 이 방법은 실효성이 없으며, 최고등급의 침향인 기남은 흑기남을 제외하고는 일반적으로 침수되지 않는다.

✒ 침향에서 좋은 향기가 없다면 아무런 가치가 없는 그저 나무일 뿐이다. 반드시 향로(전기향로 포함)로 문향하여 그 침향의 우열 및 진위여부를 판별하여 한다.

– 침향의 우열성 판별의 구체적 기준

(현재 존재하는 중간 정도 표준등급기준)

산지별	종합 평가	향기의 균형	폭발력	지향력	확산력
베트남	매우 좋음	매우 좋음	매우 좋음	매우 좋음	좋음
중국	좋음	매우 좋음	매우 좋음	좋음	좋음
캄보디아	좋음	좋음	매우 좋음	좋음	보통

라오스중부 및 남부	좋음	좋음	좋음	보통	보통
미얀마	보통	좋음	보통	보통	보통
태국동부 (라오스접경) 기타지역	좋음 보통	좋음 보통	좋음 보통	보통 보통	매우 좋음 보통
인도네시아	일반	일반	일반	일반	좋음
말레이시아	일반	일반	일반	일반	좋음
브르나이	좋음	좋음	매우좋음	좋음	좋음

···▶ 상기 판별은 필자의 개인적 경험과 주관이 들어갔지만, 고서의 기록 및 다른 전문가 의견 등을 참고하여 어느 정도 국제적 기준에 맞추어 작성한 것이다(인도네시아 및 말레이시아산 침향의 경우 지역에 따라 품질의 차이가 크며, 양은 적지만 양질의 침향이 있다).

···▶ 향기의 종합평가란 향기의 조화와 균형성, 폭발력, 지향력 및 확산력을 종합하여 침향의 우열을 구별한 것이다.

여기에서 향기의 균형이란, 가장 좋은 향기는 달콤한 향기, 시원한 향기, 꽃향기(특히 동양란의 향기), 쓴 향기, 맵고 얼얼한 맛, 우유의 고소한 향기 등이 너무 한쪽에 치우치지 않고 균형 있게 존재하는 것을 말한다. 향기는 침향나무가 있었던 환경과 감염진균류의 종류에 의하여 영향을 많이 받으며, 때로는 계피향, 생강향 등 다양한 향기가 어우러지기도 한다. 오케스트라의 음악처럼 종합된 오묘한 향기를 발하며, 개성 있는 개별의 향기의 특성을 아름답게 드러내는 것이 가장 좋은 침향이다.

폭발력이란 향기가 인체 및 정신에 즉각적으로 미치는 강도를 말하며, 일반적으로 생결이 숙결에 비하여 폭발력이 강하며, 기남이 일반침향보다 폭발력이 강하다.

지향력은 향기의 지속시간 즉 지속력을 말하며, 기남은 단 0.01g정도만으로 매일 2시간이상 문향하여도 한 달 이상 문향할 수도 있다. 저급침향은 1시간 이내 그 향기가 다 발향되고 없어진다. 경제적으로 계산하여도 지향력이 좋은 침향의 가치를 알 수 있다. 즉, 고급침향일수록 지향력이 좋다.

확산력은 향기가 공간에 미치는 범위로 향기가 뻗치는 공간의 범위를 말한다. 참고로, 침향은 단향에 비하여 확산력이 적으므로 침향에 단향을 혼합하면 좋은 침향의 향기가 단향에 실려 멀리까지 실려간다.

2) 기남침향의 우열성 판별

	종합성	향기	가격(g당)	성분	비고
베트남계열	약성 및 최고의 문향재료	다양한 향기의	100만원 이상	60여 종 이상 성분	베트남 나트랑 지역 기준 가격이며, 중부 및 북부기남은 상대적으로 저렴하다.

		(단맛, 시원한 맛, 꽃향기, 우유 향 등) 조합			캄보디아·라오스·미얀마 등 기남도 상대적으로 저렴하다.
중국계열	해남도계열의 경우 약성 및 문향의 최고 제품	다양한 향기의 조합	100만 원 이상	40여 종 이상의 성분	광동·광서·운남 지역의 기남도 우수하나, 해남기남에는 미치지 못함
싱가포르계열(인도네시아·말레이지아·브루나이포함)	문향의 제품으로 상등이나 약 재료로 사용할 수 있는 침향은 매우 한정적이다.	시원한 맛이나 단맛에 지나치게 편중된 향기. 베트남 및 중국기남으로 속여서 팔기도 한다.	50만 원 이상	30여 종 이상의 성분	서말레이시아 산 침향과 기남은 베트남계열과 향기가 비슷하다.

⋯▸ 기남 중에서도 최고 등급의 기남은 가격의 의미가 크게 없다.

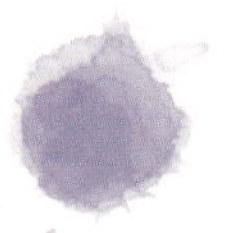

야생침향과 재배침향

　야생침향은 무분별한 채취로 인하여 거의 멸종위기에 처해 있고, 국제멸종위동식물보호협약(CITES)에 의거, 수출입이 엄격히 통제되고 있다.

　그리고 10여 년 전부터 본격적으로 대량으로 침향나무의 인공재배가 중국·베트남·캄보디아·태국·라오스·인도네시아 및 말레이시아·인도 등에서 이루어져 왔다(고서의 기록에 의하면, 중국은 송나라시대부터 인공재배가 이루어졌으며, 베트남의 경우 처음 일본인이 인공재배한 것은 30년 이상 되었음). 따라서, 시중에 유통되는 침향은 거의 대부분이 인공재배침향이거나 가짜 침향이다. 아쉽게도 인공재배침향의 경우, 그 침향의 품질이 야생침향에 비해 많이 뒤떨어진다. 마치 산삼과 재배인삼이 다른 것처럼 말이다.

1) 야생침향과 인공재배침향 비교표

	야생침향	인공재배침향
향기 및 약용가치	야생침향의 경우, 베트남 · 캄보디아 · 중국 등에서 이미 거의 채취되지 않으며, 채취자체가 불법이다(제한적으로 정부허가함). 인도네시아 및 말레이시아 등지에서는 매우 소량만 채취할 수 있다. *결론적으로 야생침향은 이미 거의 고갈 상태이다. 1)직접 코로 침향원재료를 맡는 경우: 양질의 침향은 담담하나 달콤한 향기가 있다. 약간 높은 습기와 높은 온도에서 쉽게 느낄 수 있으며, 오래된 고급침향에서는 담담하면서도 독특한 좋은 향기가 난다. 향기가 없는 침향은 낮은 품질의 침향이거나 가짜 침향이다. *시중에서 침향은 상온에서 향기가 없다고 하는 것은 부족한 경험에 근거한 지식이다. 수지가 좋은 오래된 침향이나 기남침향의 경우, 반드시 좋은 향기가 상온에서도 은은하게 발현된다. 2)직접 태워서 맡는 경우: 침향의 지역에 따라 상이하나 시원하고 달콤한 향이 난다.	한국약전에는 재배침향을 고려한 규정은 없으며, 2010년의 중국약전에 의하면 수지함량 10% 이상인 경우 재배침향도 약재로 사용할 수 있다고 규정하고 있다. *재배침향은 결향시간 및 농약살포 등 여러가지 이유로 고품질이며 안전한 침향이 생성되기 어렵다. 1) 직접 코로 침향원재료를 맡는 경우 　매우 담담한 좋은 향기가 살짝 풍긴다. 인도네시아나 말레이시아 등 지역의 침향은 비교적 강하며 독특한 향이 난다. 2) 직접 태워서 맡는 경우 　좋은 향기가 나기는 하나 깊지 않고, 연소 시 목질의 향기가 강하다. 3) 향로(전기향로 포함)로 문향하는 경우 　야생침향에 비하여 향기가 얕고, 향의 지향력이 적다. 즉, 동일한 양을 사용한다면 문향시간이 짧다.

	3) 향로(전기향로 포함)로 문향하는 경우: 향이 달콤하고, 시원하며, 꽃향기가 나는 등 진하고 중요한 문향의 시간이 길다(지향력강). 양질의 야생침향은 단 0.05g으로도 한 달 정도 문향할 수 있다(하루 1시간 사용 기준). *약용가치: 중국·베트남·일본 및 한국에서 약재로 최고의 가치를 가지며, 특히 심장·신장·위장 및 폐 그리고 우울증 등에 약효가 뛰어난 것으로 알려져 있다. 대표적인 처방으로는 구심환·침향공진단·침향강기산 등이 있다. 일부의서에는 1,000여 가지 처방이 기재되고 있다(의방유취 근거).	
결향시간	최소 20년 이상이 경과하여야 양질의 야생 침향이 결향된다. *전체침향나무에서 10% 이하에서만 침향이 결향되며, 그중에서 다시 10%정도만 우수한 침향이 결향된다.	속성결향 침향의 경우 5년 전후로, 비교적 양질의 경우 10년 이상(폭 15㎝ 이상)에서 결향된다. *인공재배침향의 경우에도 과거의 것이 현재 생산되는 침향보다 우수하고 안전하다.
외관	수지선이 명확하며, 겉표면의 색깔이 비교적 진하다. 오래될수록 습기가 증발하며, 경쾌한 소리가 난다(기남은 약간 둔탁한소리).	결향이 충분하지 않아 주로 침향나무 표면에 국한되며, 크기도 50g 이상 침향이 나오기 힘들다. 표면 결향도 흑백이 상대적으로 모호하다(약간 지저분한 느낌). 그리고 침향표면이 무게감에 비하여 지나치게 검정색을 하고 있다면 준가짜인지 의심할 필요가 있다.

가격	야생침향의 경우, 향기·산지 및 수지함량에 따라 가격에 매우 큰 차이가 나며, 베트남 및 중국 기준으로 양질의 침향의 경우 g당 오만 원에서 최고 천만 원 정도까지(최고등급의 백기남침향) 한다. *시중에서 침향이라는 이름으로 저가유통되고 있는 것은 가짜 침향이 대부분이다(절대 복용 및 문향 불가).	약용 및 최소한의 품향 가능한 경우, g당 최소 3만 원 이상이다. g당 3만 원 이하의 침향의 경우, 그 진위여부에 대하여 신중히 관찰할 필요성이 있다.
기타	베트남·중국·캄보디아·라오스·태국·미얀마·인도·스리랑카(호이안계열) 등의 야생침향은 이미 10여 년 전부터 채취가 거의 이루어지지 않는다. 그리고 멸종위기 동식물 보호에 관한 국제협약에(CITES) 의하여 국제간 교역도 엄격하게 제한적으로만 가능하다. 허가 없이 반입 시 처벌의 대상이 된다.	일부 재배 침향의 경우 농약 및 화학수지 등을 사용하므로 약용시 주의하여야 한다. 그리고 문향 시 향기가 매우 약하고, 지향력이 짧다. 향운(향의 변화)도 없으며, 담담한 패턴이다.

···▶ 야생침향인가 재배침향인가, 좋은 침향인가 낮은 품질의 침향인가, 혹은 진짜 침향인가 가짜 침향인가를 판별하는 가장 중요한 수단은 전기향로(전통향로 포함)를 통한 문향이라는 점을 잊어서는 안 된다. 향로가 아닌 코로 직접 냄새를 맡는 것에는 한계가 있다. 왜냐하면 정교한 가짜는 그냥 코로 직접 맡으면 꽤 그럴 듯하기 때문이다.

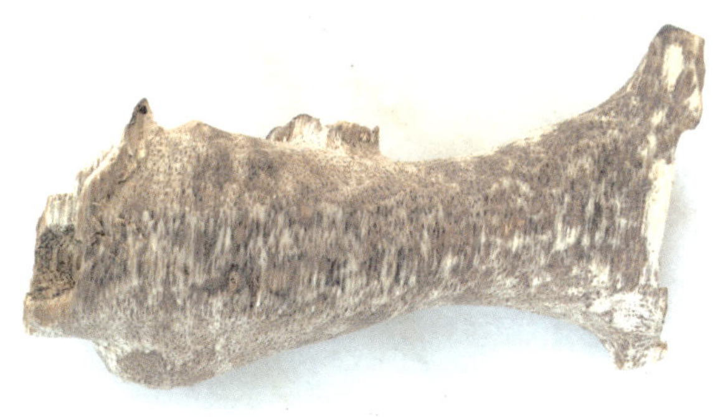

수지함유량이 낮은 재배침향

약용가치 및 문향가치는 거의 없다. 주로 침향유를 제조하거나 흡연의 보조제로 사용된다.

2) 인공재배

(1) 인공재배침향

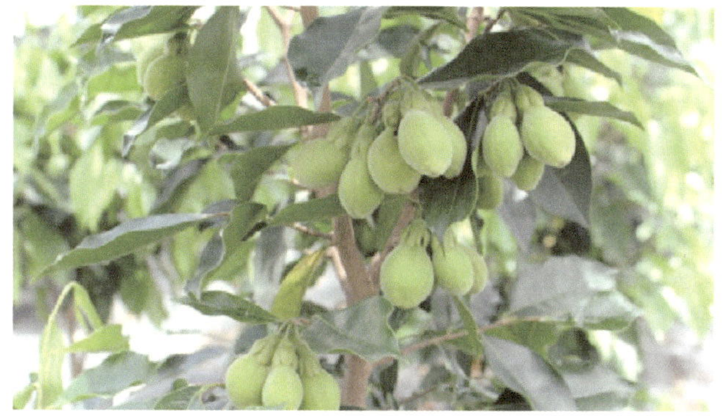

침향나무 열매

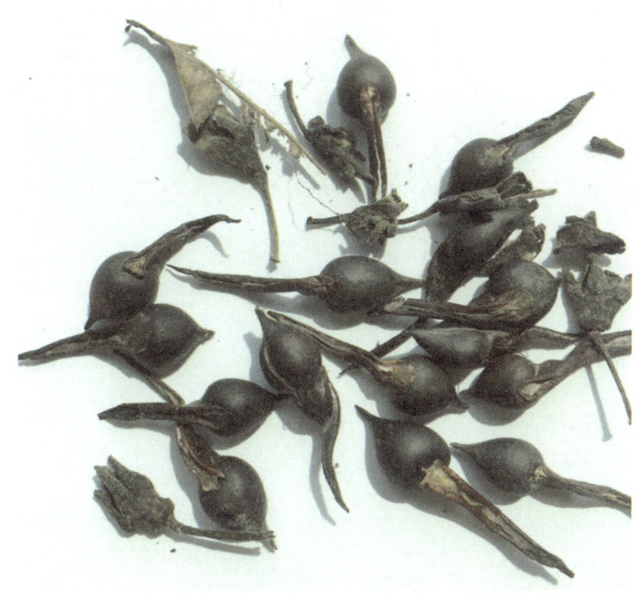

침향나무의 씨앗

(2) 인공재배 현황

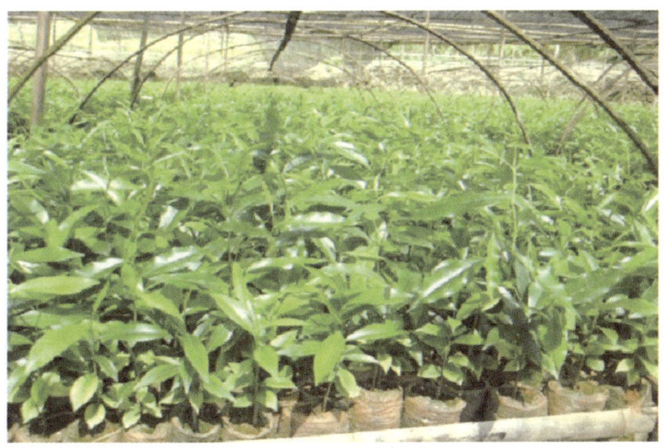

침향나무 묘목

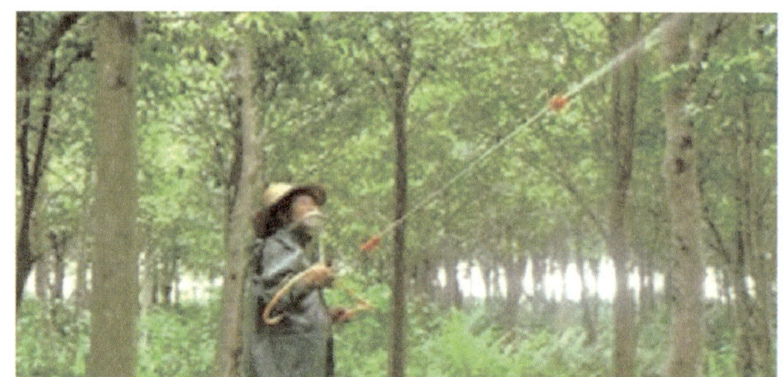

재배 중인 침향나무에 농약을 살포하는 장면

침향나무는 병충해에 약한 나무이다. 따라서 인공재배침향을 차나 술로 음용하는 것에는 매우 신중을 기울여야 한다. 중국정부에서도 현실적인 이유를 감안하여 인공재배 침향의 중약재료로 사용을 허가(침향수지함량 10% 이상, 중국약전, 2010년)하고 있으나, 이마저도 고가이기 때문에 현장에서는 사용이 저조한 것이 현실이다.

중국 약재상이 유통시키는 침향은 절대로 약으로 사용하여서는 안 될 침향유사목이거나 가짜 침향이 대부분이다. 이는 중국감독당국의 검사 결과이자 중국 관영방송인 CCTV에서도 여러 번 방송된 적이 있다.

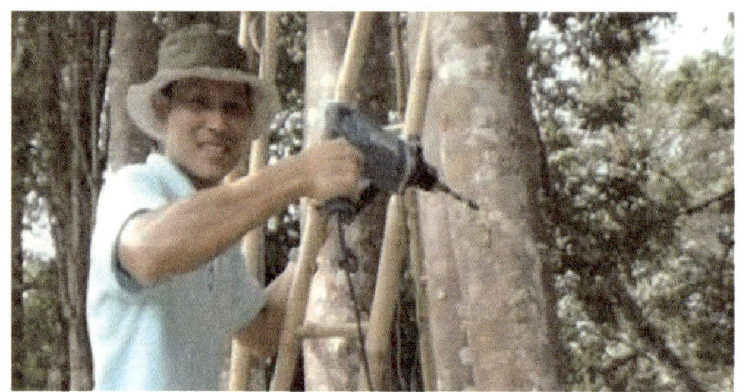

침향나무에 드릴로 구멍을 뚫어 결향시키는 방법

이 방법은 재배침향 중에서 양심적이고 안전한 방법으로, 강제결향시키는 방법 가운데 하나이다.

(3) 인공재배기술의 발전

현재 인공재배기술은 중국과 베트남이 가장 발달한 단계이며, 최고 등급인 기남침향에 대한 재배기술도 보유하고 있다(중국 내 일부 인공재배기남침향이 유통되고 있음).

하단 그림은 수액으로 화학약품 내지 진균 등을 주입하여 인공침향을 결향시키는 방법으로, 인공재배기술 중 가장 앞선 방법이다.

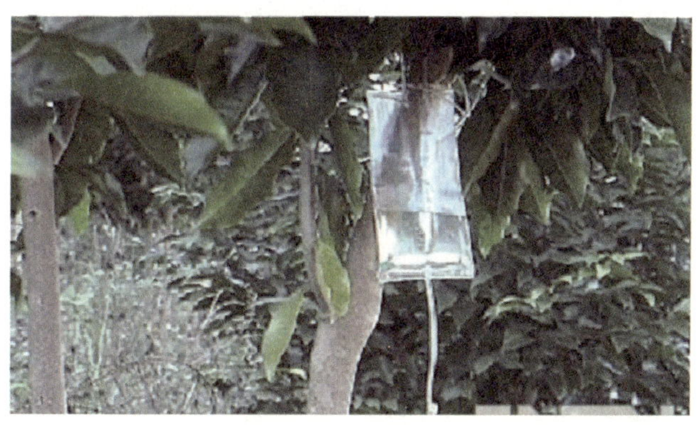

수액을 통하여 침향을 생성시키는 진균(때로는 비타민 성분, 때로는 화학성분)을 넣기도 하며, 가짜 침향을 만들기 위한 향기 유발 화학성분을 넣기도 한다. 따라서 신뢰할 수 있는 곳에서만 인공재배침향을 구입하여야 한다. 라오스나 캄보디아 등 낙후된 침향재배농가는 상기 기술을 보유하지 못하고 있으며, 단순히 도끼로 나무에 상처를 내거

나, 불로 달군 쇠막대기를 집어넣은 정도, 또는 쇠못을 심은 정도로
인공재배침향에 결향을 시킨다.

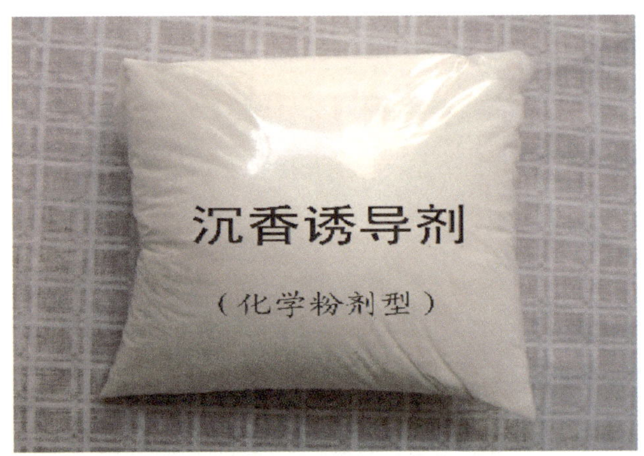

침향나무에 조기 결향을 유도하는 화학약품제제

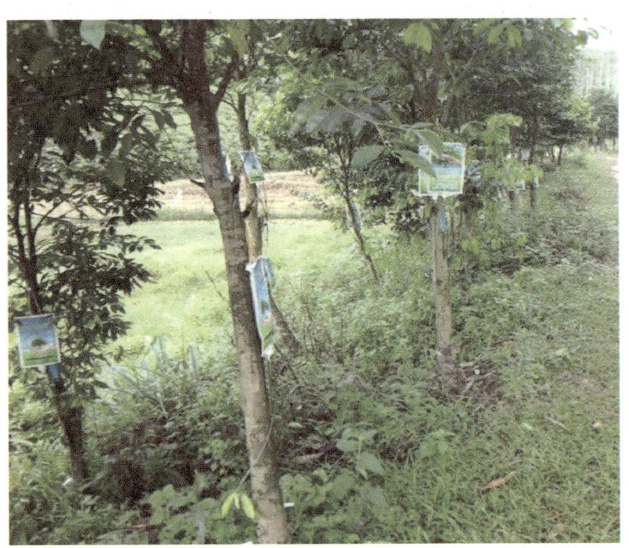

안전성이 의심되는 수액을 집어넣고 있는 재배침향

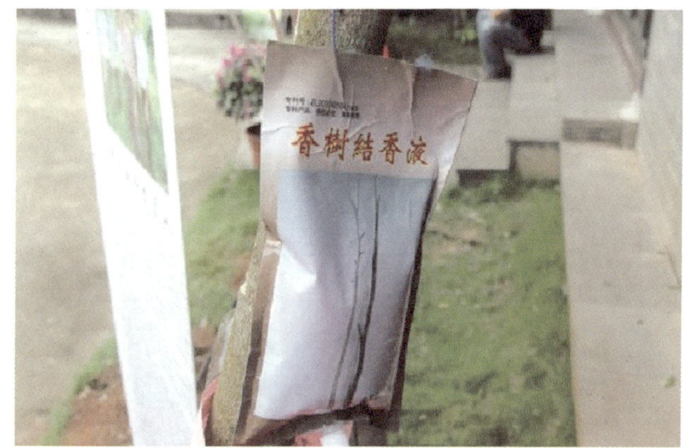

침향을 결향시키는 화학성분의 제품

이것 역시 안전성에 심히 의심이 가는 침향이다.

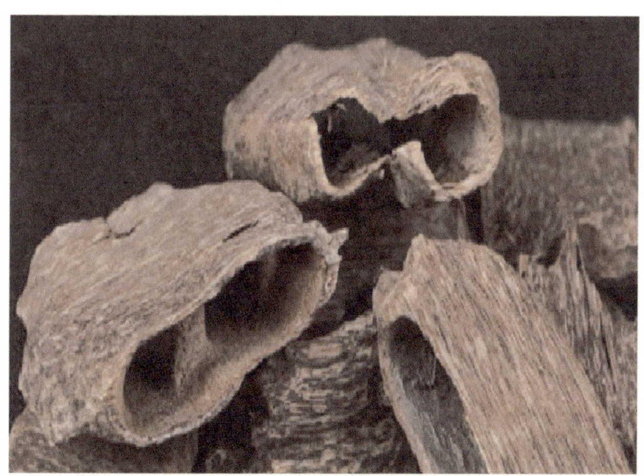

수지 함유량이 비교적 좋은 재배침향

농약물 잔류검사 후 약용이 가능하다.

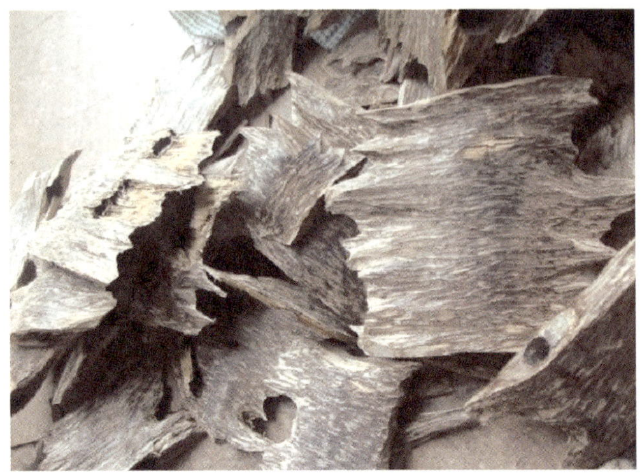

상대적으로 침향수지가 많은 재배침향

재배침향은 맞지만, 표면에 화학처리한 것으로 의심된다.

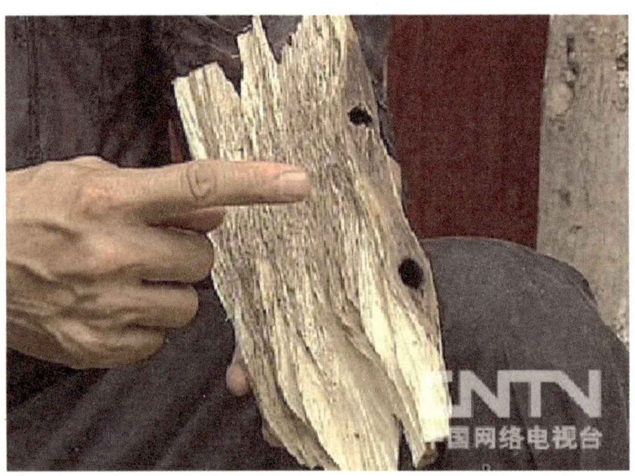

침향수지가 거의 없는 재배침향

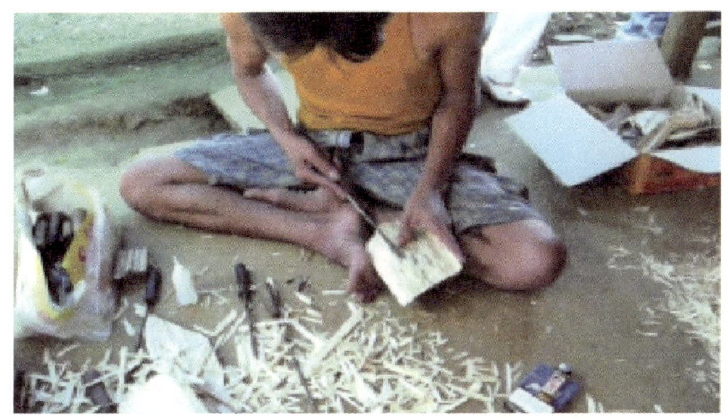

재배 침향나무에서 침향이 없는 하얀 목질 부분을 제거하는 모습

침향나무의 수지가 없는 백색 목질을 제거하는 과정 중에 쉽게 목질을 제거하기 위하여 나무를 무르게 하는 본드형태의 화학약품을 사용한다. 이것을 충분히 제거하지 않으면, 문향 시 사과향과 비슷한 냄새가 난다. 그래서 문향초급자의 경우, 침향의 향기로 오해할 수 있다. 침향표면의 반짝반짝하는 부분이다(침향수지가 아니다). 약용 및 문향 사용 시 반드시 제거한 후에 사용해야 한다.

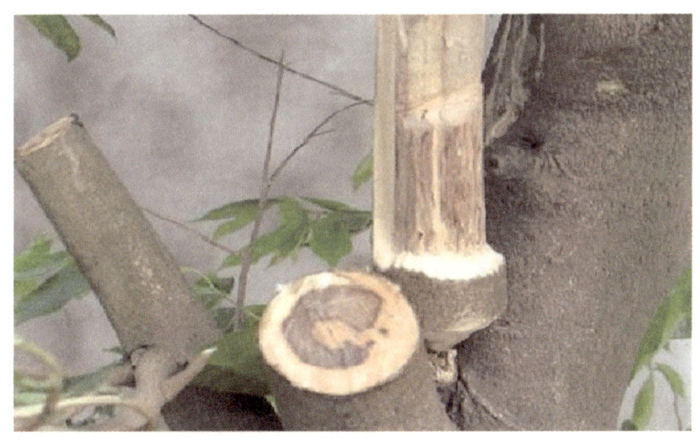

재배 침향나무 수심에서 침향이 결향된 모습

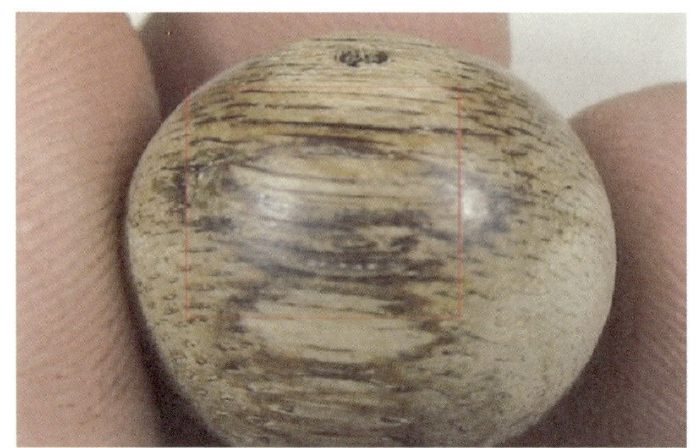

인공재배침향의 만든 단주, 염주알

침향수지선이 매우 조잡하며 거칠고, 침향이 없는 목질에 해당하는 백색이 대부분이다. 야생침향의 경우, 수지선이 세밀하다.

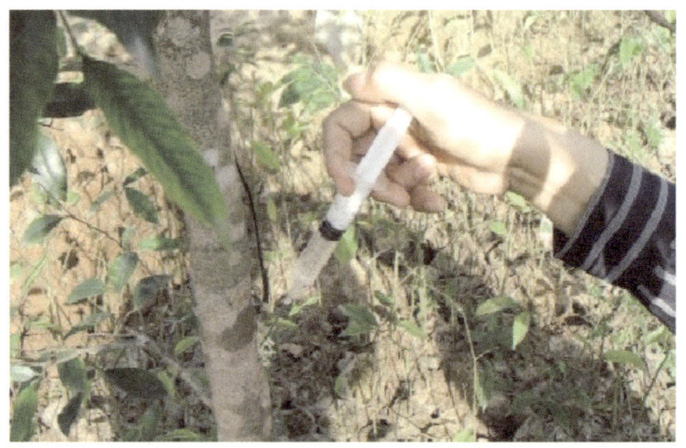

어린 침향나무에 속성(1~2년) 결향을 위하여 주사를 놓는 모습

주사액으로는 침향진균 · 화학수지 · 염화나트륨 · 결향유도제 등 다

양한 것들이 사용된다. 이러한 기술은 사용된 지 몇 년 안 되었으며, 결국 문향으로 그 가치를 판단할 수밖에 없다. 최근 중국에서 개발한 결향주사액은 침향나무 전체에 침향을 결향시킬 수 있으며, 이를 베트남 및 말레이시아에서도 일부 사용하고 있다. 특히 약용, 침향차 및 침향주 등으로 사용할 경우, 안전성에 매우 주의가 요구된다.

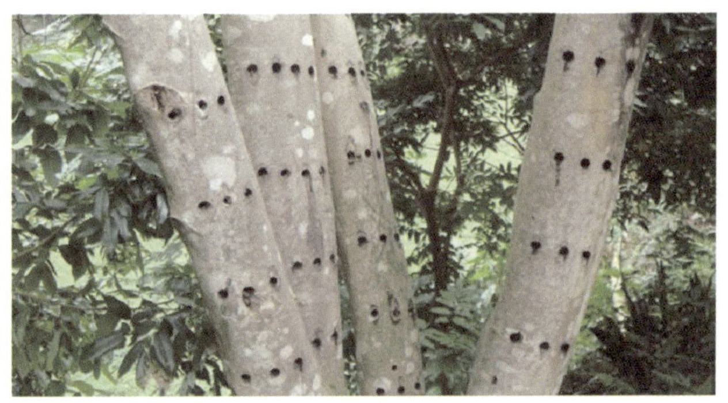

인공재배침향

10년 이상 된 재배침향나무로, 나무 검은 부분은 침향결향을 위하여 드릴로 구멍을 뚫은 부분이다.

3) 다양한 야생침향

야생침향은 침향나무의 다양한 부위(뿌리·수간·수심·나무겉표면 등)와 다양한 형태로 존재한다. 침향나무에 겉표면에 일부가 생성되기도 하며, 뿌리에서도 생성되며, 토양 밑이나 강이나 늪지 하에서도 채취되며, 나무 전체에서 생성되기 때문에 다양한 형태를 띤다. 따라서 특정한 형태의 모습만 보고 야생침향이라고 간주해서는 안 된다.

　현재 우리나라의 경우, 중국·베트남·말레이시아 등에 비하여 침향에 대한 전문적 연구가 옛날부터 매우 적고 사용도 역사 이래(최초 사용: 신라·백제) 최상위 귀족계층 등에 한정되어서 침향표본이 적다. 이 때문에 특정 모양(예를 들어 낮은 품질의 딱딱한 나무덩어리) 및 특정지역(예를 들어 베트남 중부지역 등) 침향만을 침향으로 잘못 이해하는 경우가 많다. 매우 아쉽게도 우리나라 약전에 기록된 아갈로차 야생 침향은 베트남 현지에서 이미 고갈되어 최소한 10여 년 전부터 거의 채취되지 않는다는 것이 세계 침향업계의 비밀이자, 정설이다. 따라서 증서 등이 있더라도 이것이 진품 침향임을 반드시 보증하는 것은 아니므로 주의하길 바란다.

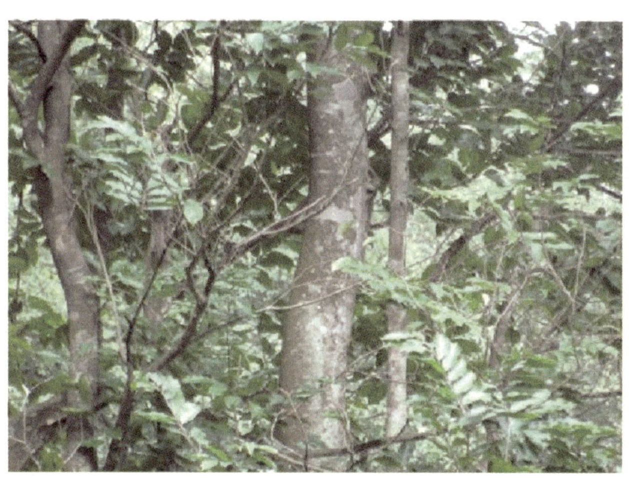

야생침향나무

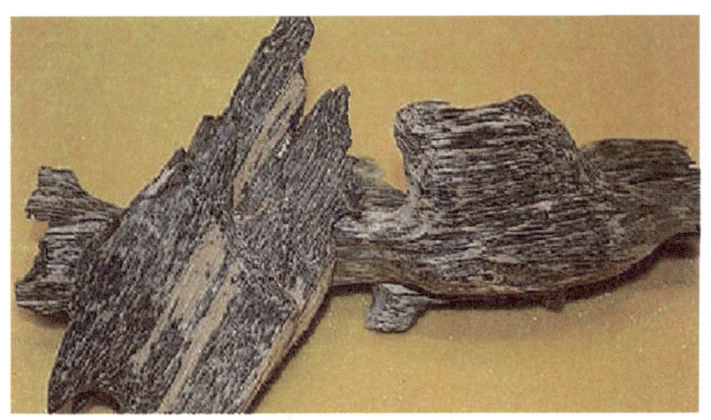

인공재배침향(인도산)

침향수지가 많은 것으로 보이지만, 인공재배침향이다. 재배침향은 표피가 많이 검어서 침향수지가 많은 것처럼 보이지만, 표피 안은 바로 침향수지가 없는 목질부분이며, 무게가 가볍다. 향로 문향 시 재배침향임을 바로 알 수 있다. 인도 야생침향은 이미 오래전에 멸종되었으며, 재배침향이 주로 침향유를 만드는 용도로 시장에서 유통되어 사용되고 있다.

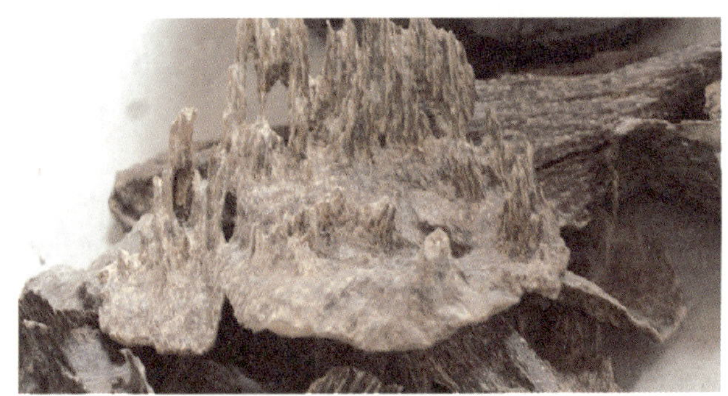

야생침향

침향이 없는 목질을 제거한 후, 조금 특이한 모양의 침향이다.

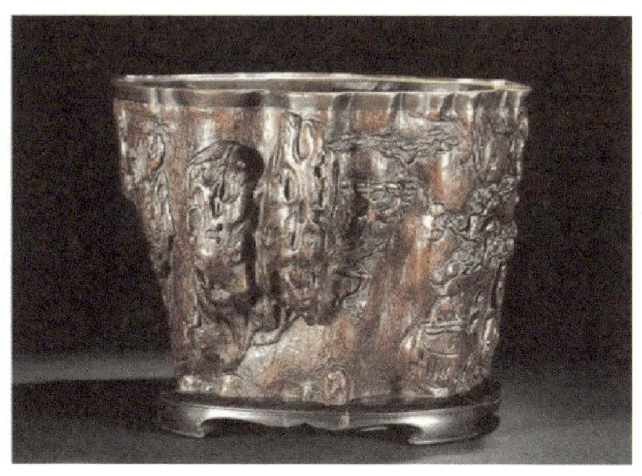

　　침향조각제품으로, 최소 몇 백 년 이상된 예술품이다. 겉표면에 침
향수지의 진한 광택이 고품스럽게 빛난다.

4) 인공재배침향

　　전동드릴로 구멍을 뚫거나 쇠막대기를 침향나무에 집어넣거나 쇠
못 등을 침향나무에 심어서 강제결향을 시킨다. 인공재배 침향의 경
우, 10년 이상이 되면 가장 기본적인 문향과 약재로 사용 가능한 정
도의 침향이 생성된다. 현재 침향의 결향을 진균수액주사 방법 등으
로 단기간에 결향하는 기술이 중국 및 베트남에서 개발되어 실제 사
용되고 있으나 수지의 성분이 충분하지 않고 두껍게 맺히지 않아 양
질의 묵주·염주·단주 등 침향제품을 만들기에는 부족하여 상업성
측면에서는 아직까지 큰 가치가 없다. 오히려 가짜 침향제조업자들
이 부당한 목적으로 이 기술을 사용하고 있다.

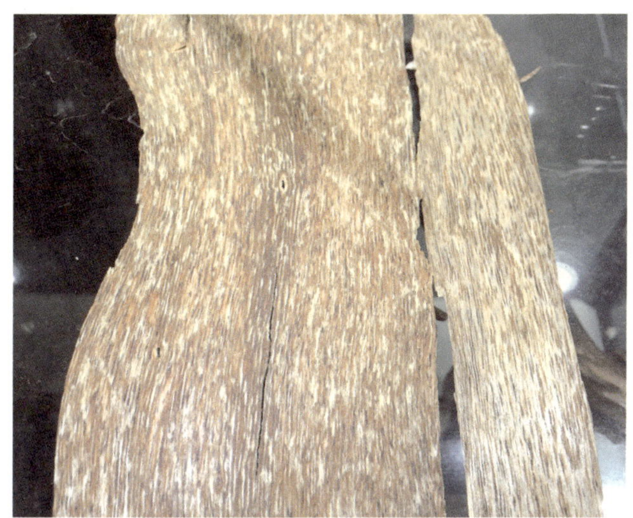

침향나무 껍질

저급의 말레이시아산 재배 침향나무 껍질로, 기남껍질로 속여서 파는 경우가 많다. 뜨거운 성질이 강하여, 절대 차나 술로 음용해서는 안 된다. 진품기남껍질의 경우, g당 10만 원 이상의 가격에 거래된다. 대부분 유통되는 침향껍질은 기남껍질이 아니라, 말레이시아산 저급 침향 껍질이라고 보면 된다.

침향은 향기가 전부라고 하여도 과연이 아니다. 상기 껍질은 태워서 맡았을 경우 독한 냄새가 나며 바로 거부감이 든다. 침향의 기본은 겉모습인 아닌 그 향기에 있음을 항상 염두에 두어야 실수를 저지르지 않는다. 문향 시 좋지 못한 침향은 기본적으로 약재나 차나 술로도 이용할 수 없다.

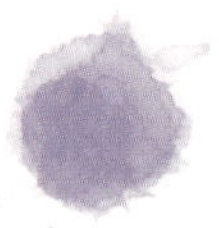

기남침향과 일반침향

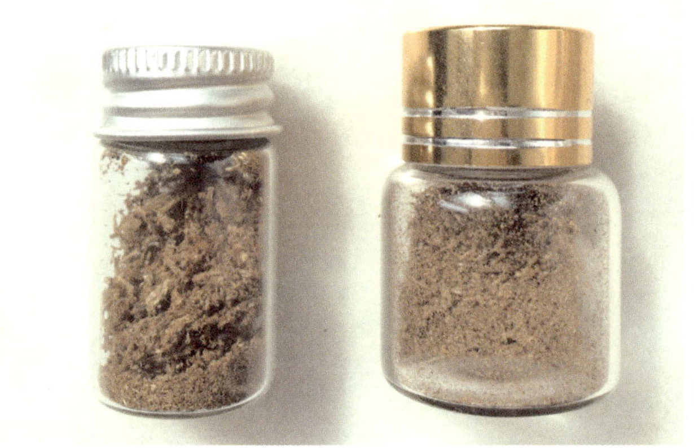

녹기남가루(왼쪽)와 자기남가루(오른쪽)

1) 기남의 정의

기남(奇楠)은 가남(伽楠), 기남(琪楠), 일본에서는 가라(伽羅) 등으로 다양하게 호칭된다. 그리고 베트남에서는 'Kynam'이라고 불린다.

　기남침향은 침향 중 최고 등급을 가진 침향으로, 일반 침향종과 다른 별종의 침향으로 프랑스의 Pierr 선생이 처음으로 규정하였으나, 별도의 침향종인가의 여부에 대해서는 아직도 약간의 논란이 남아 있다.

　화학적 성분에서 일반 침향과는 완전히 다르며, 심장약인 일본 구심환의 가장 중요한 성분으로 사용되어 왔다. 하단을 보면, 기남침향과 일반침향은 외관적으로 다른 경우가 많다.

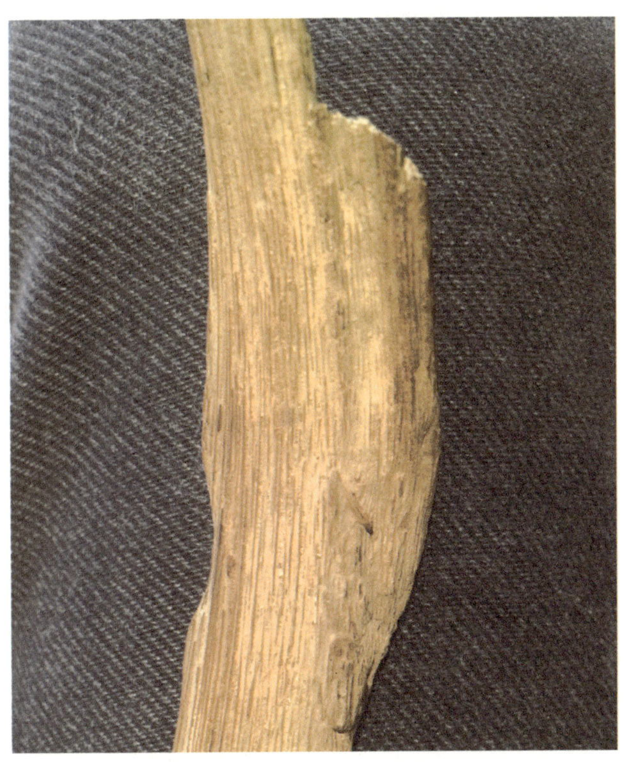

녹기남(토침기남침향, 겉표면이 연한 녹색임)

'흙속의 백기남'으로 불리기도 하여, 문향 시 처음에는 시원한 향기가 강하게 풍기고, 그다음으로 꽃향기가 발향되며, 마지막으로 우유향이 난다. 이처럼 녹기남은 향기가 3단 변화하는 매력적인 기남이다.

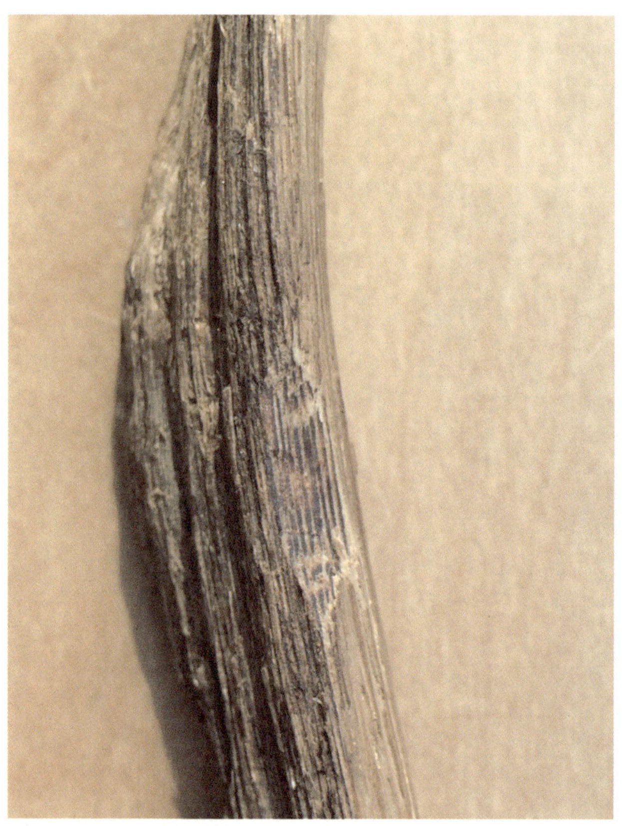
녹기남(토침기남침향, 겉표면이 연한 녹색임)

표면이 약간 무르며, 안쪽에 수지가 가득하다.

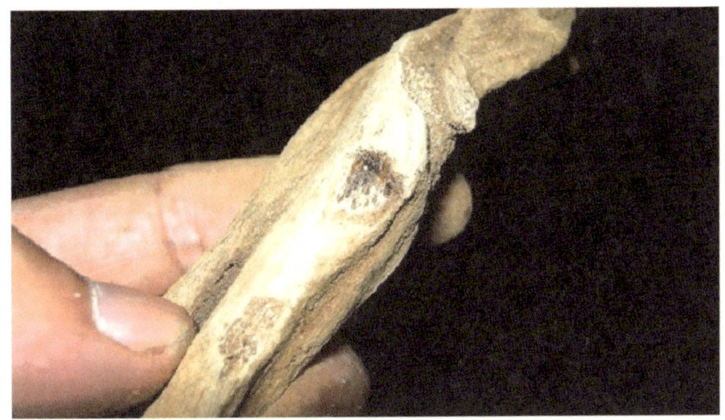

기남침향

숙결로 표면이 무르며, 침향 안쪽에 침향수지가 가득하다.

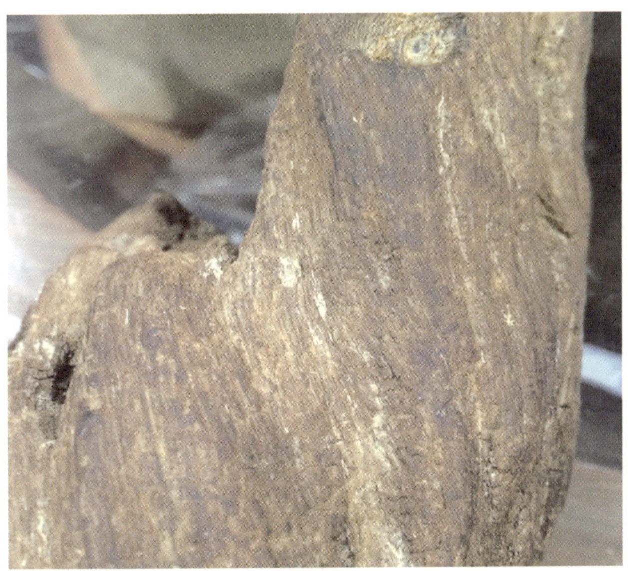

기남침향

표면이 무르며, 최고등급의 숙결녹기남이다.

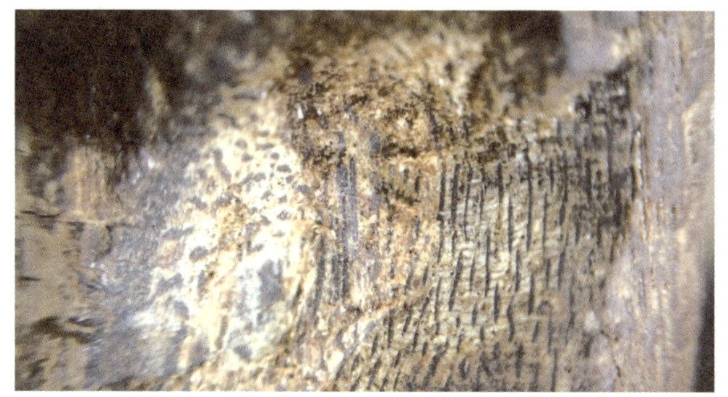

기남침향의 표면을 현미경으로 본 아름다운 모습

수지선이 종결·횡결·원형 등으로 다양하고 자연스러우며 아름답게 있는 보기 드문 형태의 기남침향의 수지선모양이다. 그뿐만 아니라 향기도 오묘하다.

기남은 일반침향과 표면이 아닌 달리 안에 수지가 가득하며 표면이 상대적으로 무르다. 그리고 흑기남을 제외하고는 다른 기남은 일반적으로 침수되지 않는다. 일반침향은 수지가 내부에서 외부로 생성되어 표출된다.

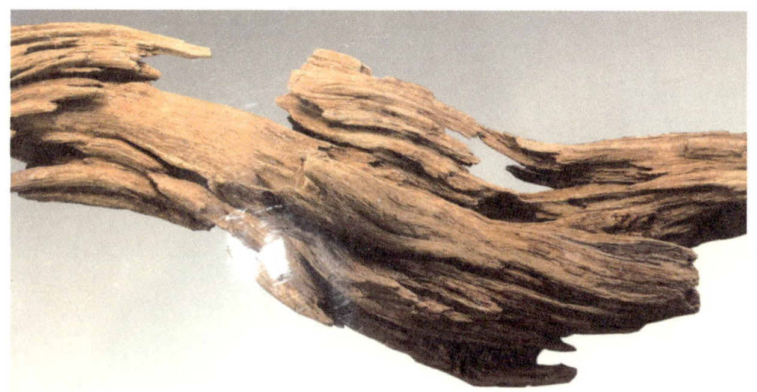

베트남 자기남

최우측 가운데 부분을 보면, 침향 안쪽에 수지가 가득한 것을 볼 수 있다.

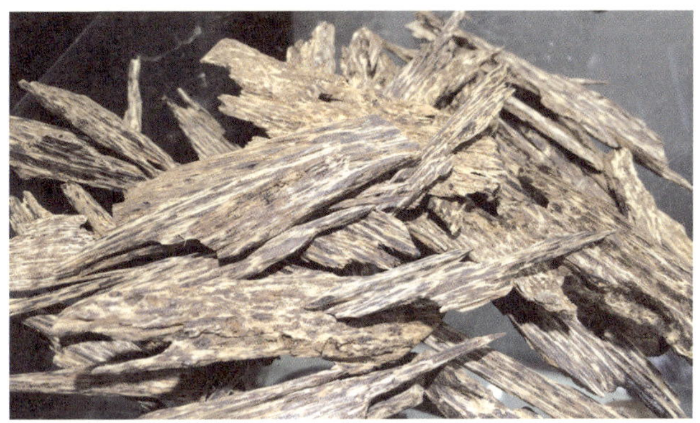

흑기남

말레이시아산으로, 다른 기남과 달리 표면이 조금 딱딱한 편이다.

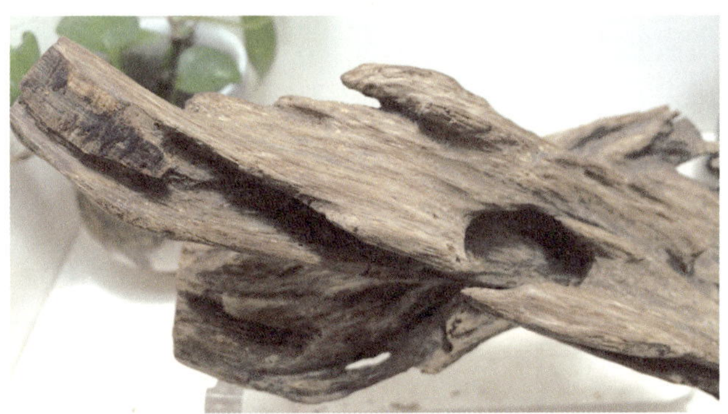

녹기남침향

숙결, 베트남 및 라오스 접경 지역에서 채취하였다.

2) 문헌적 근거

중국의 광동신어(廣東新語)에는 "가남(伽楠)은 부드럽고 맛이 맵고, 먹으면 입안이약간 얼얼하고 기는 위로 오른다(백회로 바로 들어간다)."와 같이 적혀 있고, 오동필기(奧東笔記)에는 "수지(樹脂)가 동그랗게 말리며, 요결(油結)이라고 말하기도 하며, 상품중의 상품침향이다."라고 나와 있다. 그리고 청비장(淸秘藏)은 "기남(琪楠)과 침수향(沈水香)은 향기가 아름다고 우아하다."라고 말한다.

침향과 기남(침향)은 완전히 다르다. 일부에서는 상업적 목적으로 침향 중 최고 등급을 기남이라고 폭넓게 해석하나, 나무 자체가 다르고, 문향 시 향기 및 향운도 다르며(침향은 향의 농담과 강약은 있으나 기본적으로 향의 변화, 즉 향운이 없다), 약성 및 화학적 성분도 많이 다르다. 인삼이 아무리 좋다고 하여도 산삼이 될 수 없는 것과 같은 이유이다. 단, 침향과 기남의 중간적 형태를 갖는, 즉 침향나무에 기남종 진균이 감염된 경우에는 기남의 향기와 향운을 일부 가질 수 있으나 기남의 품질에는 이르지 못한다. 침향나무의 뿌리부분에서 결향된 것이 기남이라고 보는 것도 잘못된 해석이다.

기남침향 0.01g 약간을 입에 물고 있으면 점성이 느껴지며, 약간 맵고, 얼얼하며, 단맛과 시원한 맛과 꽃향기 등이 수시간 입안에 지속적으로 가득하며, 계속해서 침이 생성된다. 품질이 최고급 기남인 경우, 입안에 물고 있으면 차츰 녹아서 없어진다. 그러나 아쉽게도 가짜 기남침향가루가 넘쳐나고 있다. 기남 문향 시 그 향의 변동성(향운), 지향력 및 역량은 표현하기가 어려울 정도이다.

일반인의 경우 기남침향의 구입에 신중하기를 권한다. 고가의 기남가격 때문에 그 가짜 기남을 만드는 기술이 최첨단으로 발달하였기 때문이다. 가짜 기남을 만드는 사람도 최고의 전문가이기 때문에 웬만한 전문가가 아니면, 가짜 기남침향의 진위여부를 알기 쉽지 않다. 일반문향자의 경우, 베트남 진품 기남침향(인도네시아·말레이시아·캄보디아기남·중국기남 제외)을 보기도 사실 매우 어렵다. 가짜의 경우 육안 관찰, 직접 코로 맡아 보는 방법과 향로로 문향 및 수지선 검사, 색상검사 등 다양한 방법을 종합하여 판별할 수 있다.

3) 기육

(1) 기육의 정의

기육(奇肉)의 어원은 대만의 한 침향전문가가 베트남의 특정 토침향을 기남의 한 종류라고 하며 그 표현을 기육이라고 하면서 비롯되었다. 그러나 사실, 기육은 기남의 종류가 아니라 침향의 한 종이거나 별도의 향목류이다. 진품기육의 가격도 g당 최소 15만 원 이상이며, 주로 선향의 시원한 맛을 위하여 혼합한다. 일반 문향으로는 적합하지 않다.

⑵ 두 가지 종의 기육침향 비교

기육(㿖肉)침향종	기육(㿖肉)침향속인 아닌 별도의 향목류	비고
향기는 시원한 향이 특색이며, 토양에서 채취된 기육은 토침향 향기와 기육 특유의 시원한 향기가 병존한다	향기는 시원한 향기 특색이며, 약간 수박향의 단맛이 난다. 기육은 잠시 향기를 맡는 것은 괜찮으나 일반 문향재료로는 추천하지 않는다. 선향을 만들 때 시원한 맛을 주기 위하여 많이 혼합하여 사용한다.	라이타 직접 연소하여 맡는 경우, 바로 구별할 수 있다. 일반 침향의 시원한 맛보다 훨씬 강한 시원한 맛이다. 문향전문가는 문향재료로 추천하지 않는다. 기육은 오래 맡으면 가슴이 답답하기 때문이다.
가격은 양질의 기육인 경우 g당 15만 원 이상이다.	가격은 양질의 기육인 경우 g당 20만 원 이상이다.	홍토침향이 거의 채취되지 않는 상황에서 홍토침향과 유사한 기육이 고가에 거래되고 있다.
약재로 사용 가능하나 구별이 쉽지 않으므로 신중히 사용하여 한다.	약재로 사용하여서는 절대 안 된다.	어떠한 경우에도 약재 사용은 전문한의사와 상담이 필수이다.

⋯▶ 기육은 기남(침향)과는 전혀 상관없는 침향종 일부이거나 별도의 향목류이다.

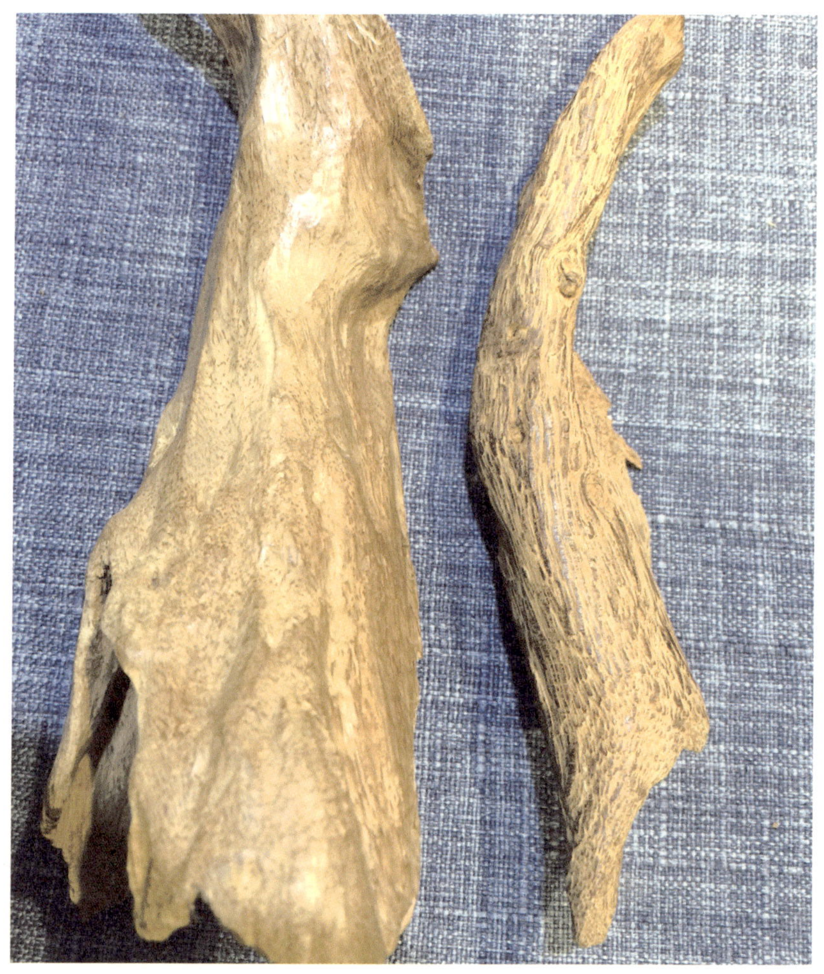

기육침향(오른쪽, 약용 불가)과 인도네시아 침향(왼쪽, 저급, 약용 불가)

수박향 등 시원한 향이 강하다. 외관상 토침향과 비슷한 수지선을 가지며, 대부분 침수되는 것이 특징이다.

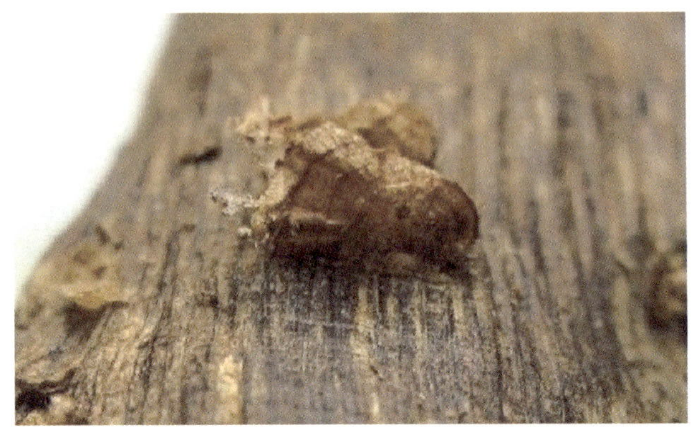

기남침향의 표면을 현미경으로 관찰한 모습

실제로 둥글게 말린다.

녹기남은 표면이 부드럽고, 조각칼 등을 사용하면 둥글게 말리는 성질이 있고, 일반침향과 달리 점성이 있으며, 수지선이 명확한 것이 특징이다(현미경 관찰 시 다양한 색의 스펙트럼을 볼 수 있다). 다양한 색상의 스펙트럼이 진품여부를 판단하는 중요한 기준이 된다. 단, 아쉽게도 최고의 가짜 기남침향의 경우, 다양한 훈증과 도포로 거의 유사하게 이것까지도 모방한다. 이럴 경우 침향의 속 부분을 향로 등의 방법으로 문향하여 진위여부를 판별하여야 한다.

베트남 정품 나트랑 지역의 최상급의 침향(기남 등)이 현재 국제시세가 g당 오만 원에서 무려 천만 원까지 거래되고 있다. 그래서 시중에 나도는 베트남 침향 대부분이 가짜이거나 비베트남 지역 침향이라고 보는 것이 맞다.

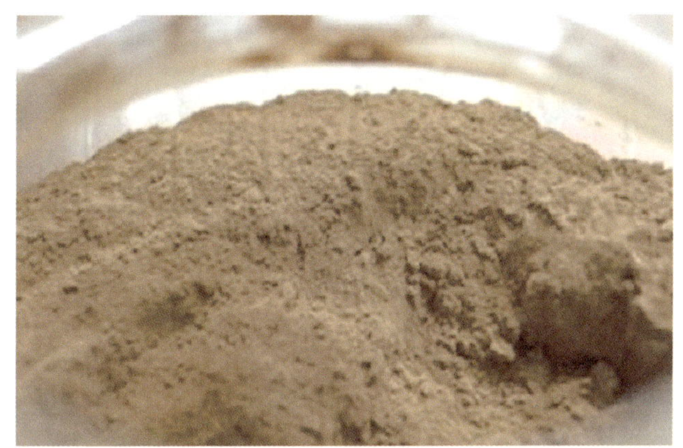

가짜 기남침향가루분

그림으로는 판단하기 쉽지 않으며, 문향으로 판단하면 정확하다. 중국 등 각국 시장에 유통 중인 기남은 99.9%가 가짜라고 봐도 무방하다. 가짜 기남 종류도 많아서, 완전 인공향료로 제조한 가짜에서부터 침향나무에 침향유와 기남맛 인공향료를 첨가하여 만든 것까지 다양하다. 필자의 경험에 의하면, 일부 상인들은 본인들도 어떤 것이 기남인지 아닌지도 모르고 파는 경우도 있었다. 그 이유는 그 희소성 때문에 처음 기남을 접했을 때 가짜 기남을 보고 진짜 기남으로 착각하였기 때문이다. 그만큼 기남은 가격여부를 떠나 진짜를 보기가 매우 힘들다. 중국에서는 삼세의 인연이 있어야 기남을 볼 수 있다고 하는 전설 같은 이야기도 전해져 내려온다.

4) 기남침향과 침향의 비교

	기남침향	침향
국제학명	Aquilaria crassna Pierre ex lecomte(프랑스의 Pierre 박사가 1870년 캄보디아의 Aral산에서 발견 및 프랑스식물학회에서 등록)	Aquilaria agallocha
속명	Ky nam(베트남) Klem krasina(캄보디아) Eagie wood(영문) 伽楠香, 가라(伽羅), Kyara, kanankoh (일본)	Hoi an tram huong(베트남) Agarwood(인도) Aloeswood(영문) Jinkoh (沈香, 일본)
외관	침향에 비하여 상대적으로 무르며, 회백색, 매우 연한 녹색, 자색, 황색, 흑색을 띤다. 기남덩어리를 두드리면, 조금은 둔탁한 소리가 난다.	오래된 침향의 경우 딱딱하며 경쾌한 소리가 난다. 매우 딱딱하지는 않다.
향기	상온에서도 특유의 향기가 난다. 직접 맡을 때에도 시원한 향기와 달콤한 꽃향기가 느껴진다. 향로 등으로 문향 시에는 매운 느낌, 시원한 향기, 꽃향기, 우유향, 단맛 향기 등 다양한 향의 변화가 나타난다. *기남침향은 반드시 최소 3종 이상의 향기 변화가 있다(향운). *기남의 경우 0.01g으로 문향 시 최소 2주일 이상 간다(하루 2시간 문향기준).	양질의 침향의 경우 상온하에서도 담담한 달콤한 향기가 발생한다. 인도네시아 및 말레이시아산 침향의 경우, 비교적 향이 강하다. 향로문향 시 일반침향은 향운의 변화가 없으며, 향기의 강약이 있을 뿐이고, 지향력도 기남에 비하여 짧다.

	*기남을 코 근처에서 직접 맡으면 시원하고, 꽃향기 등을 맡을 수 있다.	*침향의 우열을 판단하는 중요한 기준 중의 하나가 지향력, 즉 향기의 지속시간이다. 오래 향기가 난다는 것은 양질의 침향수지가 진하고 많이 있다는 반증이다.
역량	약성 및 역량이 매우 강하여 신체에 즉각적 반응이 있다(눈과 머리가 맑아짐, 재채기, 방귀, 트림 등). 이는 호흡 및 기수련자의 경우, 더욱 민감하게 느낀다. 한의학에서 개규(인체의 콧구멍 등 7개 구멍을 통하여 반응이 나타남) 반응이 있다.	양질의 침향의 경우 폭발력 및 지향력이 강하다. 문향 복용 시 바로 트림, 방귀, 눈이 맑아지는 현상 등 신체반응을 느낄 수 있다(한의학에서 개규현상이라고 함).
향연	연기가 비교적 수직에 가깝게 발생한다.	연기가 약간 나선형으로 발생한다.
수지	수지선이 세밀하고 명확하다.	수지선이 비교적 명확하나, 수지가 뭉쳐 있다.
본초기재 (本草記載)	맛이 약간 맵고, 얼얼하다.	맛이 맵지 않고, 약간 달콤한 맛이 난다.
해외일설 (海外逸說)	재질이 무르고, 조각칼로 깎으면 말린다. 맛이 약간 맵다(흑기남 제외).	재질이 강하고, 조금 딱딱하다.
성분비교	60여 가지 이상의 성분(연구논문에 의하면 성분이 침향에 비하여 훨씬 복잡함) *베트남계열 기남이 인도네시아 및 말레이시아 기남보다 성분이 복잡하다.	20여 가지 이상의 성분

⋯▶ 최고 침향의 원산지인 베트남에서 기남과 침향의 역사적 위치는 거의 신화에 가깝다. 단, 현재는 야생침향이 희소하여 일반인은 쉽게 접할 수 없다.

5) 기남침향의 분석

(1) 성분 분석

	성분	녹기남	황기남	흑기남	침향	각주
1	2-(2-(4-methoxypheny1)ethy1)chromone	21.2	24.5	33	0.7	기남특유성분
2	6-methoxy-2-(2-(4-methoxy-pheny)ethy1)chromone	2.0	3.2	3.7	0.3	상동
3	2-(2-pheny1thy1)chromone	16.1	17.2	23.6	0.3	상동
4	Agarospirol	0	0	0.1	0.7	상동
5	Jinkoh-eremol	0.4	0.7	0.8	1	
6	Kusunol	1.7	1.0	1.0	1.8	
7	Dihydrakaranone	1.0	0.7	0.2	2.6	
8	Oxo-agarospirol	1.6	1.4	5.3	11.6	상동

기남에 대하여는 산지국가에서도 다분히 논쟁이 있었다. 기남침향 나무 종이 별도로 존재한다는 주장과 기남종균이 일반침향나무에 번 식하면 기남침향이 된다는 주장, 그리고 침향나무 뿌리부분이 기남 향이 된다는 주장 등 수많은 주장이 엇갈렸다. 그러나 위와 같은 과 학적 연구 및 침향심마니들의 의견에 의하여 기남침향종이 별도로 존재한다고 보는 것이 맞다. 그리고 과거 일본 구심환의 핵심성분이 기남침향이었지만, 현재는 그 고가 및 희소성으로 기남침향성분이 들어가지 못하고 있다.

(2) 색깔에 따른 분류

	백기남 (회백색)	녹기남	자기남	황기남	흑기남
향기 (향운)	시원, 매화향, 달콤한향, 우유향, 꽃향기 등 *향운 5단 변화	시원, 꽃향기, 달콤한향기, 우유향 등 *향운 3단 변화	시큼한 향기, 꽃향기, 우유향 *향운 3단 변화	꽃향, 매화향, 우유향 등 *향운 3단 변화	꽃향, 과일향, 꿀향 등 *향운 3단 변화
재료의 특성	기남 중에서 가장 구하기 어렵다. 겉 표면이 백색과 검은색으로 나누어진다(회백색). *재료가 조금 연하여 칼로 베어내면 말린다.	시중에 흑기남 다음으로 가장 많이 유통되는 기남으로, 침향표면이 연한 녹색을 띤다. *재료가 조금 연하여 칼로 베어내면 말린다.	기남 중에 구하기 비교적 어렵다. 침향표면이 자색은 띤다. *재료가 조금 연하여 칼로 베어내면 말린다.	연한 황색을 띤다. *재료가 조금 연하여 칼로 베어내면 말린다.	시중에 가장 많이 유통되는 기남으로, 검정색을 띤다. *흑기남의 경우, 다른 기남과 달리 표면이 딱딱하여 칼로 잘 베어내지 않는다.

가격 (g당)	2백만 원 이상	백만 원 이상	백만 원 이상	백만 원 이상	30만 원 이상
−시원한 향기	가장 강함	강함	약함	약함	보통
−꽃향기	우수	강함	가장 강함	강함	보통

⋯⋯ 기남의 경우 흑기남(흑색기남)을 제외하면 일반침향과 달리 표면을 칼로 깎으면 부드럽게 말려서 '연한결 기남'이라고 하고, 흑기남의 경우 '딱딱한 결 기남'이라고 나누기도 한다. 또한 기남의 경우에도 '생결기남'과 흙속에서 채취되는 토기남 등 '숙결기남'으로 구분하며, 가격은 숙결기남이 생결기남에 비하여 비싸다. 향기에서도 숙결기남은 생결기남에 비하여 상대적으로 부드럽다.

⋯⋯ 중국·베트남·캄보디아·인도네시아·말레이지아 등 각국에서 거래되는 기남침향가루 및 제품 등은 99.99%가 가짜이다. 그 가짜거래시세도 g당 최소 30만 원 이상이다. 가짜 대부분이 말레이시아산 침향에 기남향 비슷한 화학향을 가미하여 제조하여 한다. 향로 문향 시에 또는 직접 자세히 맡아 볼 때, 인공향수에서 발생하는 비슷한 약간 거슬리는 냄새가 난다. 오랜 동안 침향업에 종사한 상인들도 모르고 파는 경우가 많이 있다. 진짜 기남을 접해 보지 못하였거나 가짜를 제조하는 기술자가 최고 침향전문가인 경우가 있기 때문이다.

(3) 기남의 특성상 분류

	연결	경결	숙결 (토침기남등)	생결 (생목기남등)
재질	기남침향의 표면이 무르다. *백기남, 자색기남, 녹기남, 황기남	기남침향의 표면이 딱딱하다. *흑기남	토침향처럼 땅속에서 채취한 기남. 표면이 무르고 침향 안쪽에 침향수지가 가득하다.	기남침향의 표면이 무른다.
향기	3단에서 5단 변화(시원함, 꽃향기, 달콤함, 우유향 등)	3단 변화	3단 이상 변화	3단 이상 변화 *토침기남에 비하여 지향력이 부족하다.
기남의 숙성시간	경결에 비하여 길다.	연결에 비하여 짧다.	기남의 숙성시간이 가장 길다.	기남의 숙성시간이 적다.
가격	경결기남에 비하여 고가	연결기남에 비하여 저렴	생결기남에 비하여 고가	숙결기남에 비하여 저렴

(4) 기남 침향제품

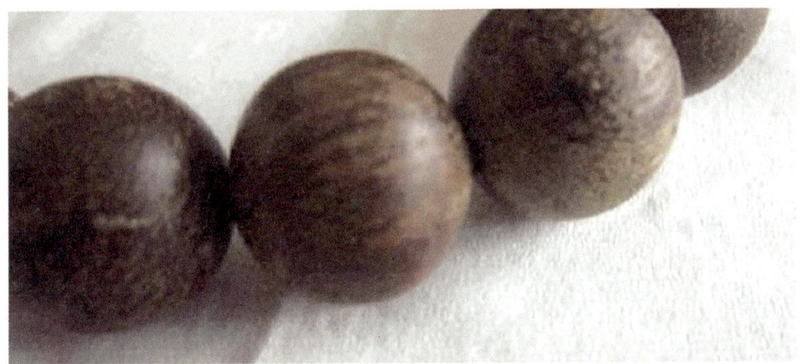

가짜 기남 침향단주

　가짜냐 진짜냐를 판단하는 관건은 수지선과 향기이다. 기남침향은 수지선이 명확하다. 물론 지역에 따라 수지선의 세밀정도와 수지선의 모양이 조금 다르다. 고대의 기남제품인 경우, 표면이 거의 흑색에 가깝다.

　여기서 잠깐, 가짜 기남침향 만드는 방법 중 하나를 생각해 보자. 현재 기남침향을 속이는 방법으로 가장 많이 사용하는 방법은 14알의 침향단주라면 화학적으로 만든 가짜 기남알이 10개, 3개정도가 저급 기남알 그리고 한 알 정도만 진짜 기남침향이다. 따라서 모든 알을 잘 보지 않으면 안 된다. 대충 맡으면 기남침향향기가 나서 속기 쉽기 때문이다. 따라서 모든 알을 하나하나 검사하여야 한다.

침향(沈香)

서정주

침향沈香을 만들려는 이들은, 산골 물이 바다를 만나러 흘러내려 가다가 바로 따악 그 바닷물과 만나는 언저리에 굵직굵직한 참나무 토막들을 잠거 넣어 둡니다. 침향은, 물론 꽤 오랜 세월이 지난 뒤에, 이 잠근 참나무 토막들을 다시 건져 말려서 빠개어 쓰는 겁니다만, 아무리 짧아도 2~3백 년은 수저水底에 가라앉아 있은 거라야 향기가 제대로 나기 비롯한다 합니다. 천 년쯤씩 잠긴 것은 냄새가 더 좋굽시요.

그러니, 질마재 사람들이 침향을 만들려고 참나무 토막들을 하나씩 하나씩 들어내다가 육수陸水와 조류潮流가 합수合水치는 속에 집어넣고 있는 것은 자기들이나 자기들 아들 딸이나 손자 손녀들이 건져서 쓰려는 게 아니고, 훨씬 더 먼 미래의 누군지 눈에 보이지도 않는 후대들을 위해섭니다.

그래서 이것을 넣는 이와 꺼내 쓰는 사람 사이의 수백 수천 년은 이 침향 내음새 꼬옥 그대로 바짝 가까이 그리운 것일뿐, 따분할 것도, 아득할 것도, 너절할 것도, 허전할 것도 없습니다.

필자보충

사실 위의 침향은 한국의 매향 풍습을 언급한 부분이다. 침향은 일반 백성이 거의 보지도 못할 귀한 향재료이었기에, 그에 대한 희망사항으로 향나무를 오래 묻어 두면 침향이 된다는 희망이 담긴 시이다. 한국의 향나무를 아무리 오랜 기간 묻어 두어도 침향이 되지는 않는다.

제 3 장

침향의 올바른 문향방법 및 문향수준의 4단계

문향(聞香, 품향)에 대하여
침향의 향기를 맡는 것의 핵심은 올바른 문향에
대한 이해에 있다.
필자 개인적으로 이 부분에 가장 독자들이 관심을 가지고,
각자 나름대로 체험으로 체득하시길
진심으로 바란다.

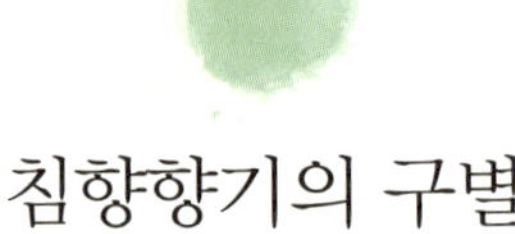

침향향기의 구별

향기는 외부에서 우리의 코 및 피부의 후각세포를 대뇌에 직접 전달되고, 바로 중추신경을 통하여 호르몬 등에 영향을 미친다. 그리고 바로 우리의 감정에 직접적으로 영향을 미친다.

그런데 침향의 향기는 다양한 형태로 표출된다. 때로는 입안에 생성되는 침을 통하여도 시원한 맛, 단맛, 쓴맛, 짠맛, 매운맛 등을 느낄 수도 있다. 즉, 코를 통하여 다양한 향기가 느껴지고, 향기를 맡은 후 그 향기가 침을 통하여도 느껴지기도 한다. 나중에 다시 이야기하겠지만, 좋은 침향은 반드시 침을 생성시키고, 머리를 맑게 하며, 목을 시원하게 할 뿐만 아니라, 숨을 길고 편하게 만들어 준다. 즉, 최고의 침향등급은 자연스러운 복식호흡 혹은 단전호흡에 이르도록 숨을 미세하고 깊게 해 준다.

때로는 침향의 향기를 인생의 다양한 경험에 비추어서 달고, 쓰고,

맵고, 시원하고, 짜다고 표현하기도 하며, 혹은 향기를 기질에 따라 왕족의 향기, 무사의 향기, 궁인의 향기, 백성의 향기로 나누어 표현하기도 한다. 침향의 향기를 오묘하다고 하며, 침향 내 60여 가지 이상의 물질이 만들어 내는 수학적으로 엄청난 조합을 통하여 향기가 모든 침향에서 각각의 특색에 따라 달리 드러내기 때문에 '천상의 향기'라고도 한다. 오케스트라의 음악처럼 오묘한 향기의 조합과 개별 악기의 음색처럼 시원함, 달콤함, 고소함, 쓴 향기, 꽃향기, 짠 향기, 매콤함, 얼얼함 등이 개성을 드러내는 침향이 가장 좋은 침향이라고 보면 된다.

1) 향기별 특징

(1) 단맛(달콤함)의 향기

좋은 침향의 향기에서는 반드시 단맛(달콤한)의 향기가 난다. 달콤한 향기는 침향의 가장 주된 향기의 요소이다. 베트남침향이 대표적으로 달콤한 향기가 나서 베트남 침향나무를 '밀향수(蜜香樹)'라고 한다.

침향을 잘게 갈아 먹어도 꿀맛의 향기가 입안에 가득하다. 단, 문향 시에 달콤한 향기가 지나치게 편중될 때, '저속함'이라고 표현하기도 한다. 시원한 향기와 잘 어우러질 때 가장 편안하며 좋은 향기가 된다.

캄보디아산 침향의 경우 시원한 맛이 약하고, 달콤한 향기가 강한 편이다. 베트남침향의 경우, 계피맛의 달콤한 향기가 난다. 살짝 쏘

는 단맛 향기라고 표현할 수도 있다. 인도네시아 및 말레이시아 침향
에서는 조금 특이한 단맛 향기가 난다.

⑵ 시원하고 상쾌한 향기

시원하고 상쾌한 향기도 달콤한 향기와 더불어 양질 침향의 주된
향기이다. 베트남계열(캄보디아 · 태국 · 미얀마 · 라오스 · 중국 · 인도 · 스리랑
카 등)침향의 시원함과 싱가포르계열(인도네시아 · 말레이시아 · 브루나이 ·
필리핀 · 파푸아뉴기니 등)침향의 시원한 향기는 다르게 표현된다.

베트남계열의 시원함은 부드럽게 숲가의 시원함처럼 다가온다면,
싱가포르계열의 시원함은 강하고 진하게 다가오는데 한국 사람이 거
의 접해 보지 못한 종류의 시원한 향기이다. 이러한 시원함은 '패기
가 강한 향기'로 표현되며, 일부 상인들이 싱가포르계열의 침향 및
기남침향을 베트남계열의 기남침향 등으로 속여 팔기도 한다. 중동
사람들은 상대적으로 강한 향을 선호한다.

⑶ 꽃향기

꽃향기는 달콤한 향기와 상쾌한 향기가 복합적으로 어우러져 내는
향기라고 볼 수 있으며, 난의 향기가 나는 침향을 고대에서는 최고의
침향으로 생각하였다. 베트남 남부침향 및 중국 해남도(홍콩 포함) 일
부 지역의 침향에서 이러한 난꽃 향기가 난다. 베트남홍토침향의 경
우에도 시큼한 향기(중국의 표현), 짠맛(일본의 표현) 후, 우아한 동양란
의 향기가 발현된다. 기남침향의 꽃향기는 초향과 미향에 발향되는

데, 그 오묘함을 말로 표현하기 어려울 정도이다.

(4) 우유향

최고 품질의 침향에서는 고소한 우유향기가 발현되나 침향의 주된 향기는 아니며, 문향의 향운의 변화와 더불어 향기의 발현 과정 중 보통 중간 및 말미 부분에 잠시 나타난다. 특히 기남침향, 홍토침향 및 일부 인도네시아산 침향에서는 우유향이 강하고 오래 지속된다.

(5) 과일향

기육(침향에 속하는 종과 속하지 않는 두 가지 종이 있음)과 일부 침향에서는 과일향(수박향 등)이 난다. 단, 주의할 것은 사과향과 비슷한 향기가 있는데, 이는 침향을 정리하는 기술자가 침향에서 목질을 연하게 하면서 제거하기 위하여 사용하는 화학약품이 깨끗하게 정리되지 않고 침향에 남아 있을 때 이와 비슷한 냄새가 난다. 침향 상면에 반짝이는 부분인데, 많은 사람이 침향수지가 많아서 반짝이는 것이라고 잘못 알고 있다.

(6) 견과류 향기

고소한 향기를 견과류 향기로 표현하는데, 침향의 주된 향기는 아니며, 양질의 침향이 문향과정에서 변화하며 잠시 발현되는 향기이다. 보통 우유향 속에 이러한 견과류의 향기가 숨어 있다.

⑺ 맵고 얼얼한 느낌(촉각)

이러한 약간 맵고 얼얼한 느낌은 최고 품질의 침향이나 기남침향에서 반드시 발현하는 향기로, 정확히 말하면 촉각이다. 문향 시 이러한 느낌을 '기남의 운'이라고 표현하기도 한다.

이러한 향기를 모방하기 위하여 일부 상인은 일부러 화학제품을 사용하여 침향에 주입하기도 한다. 여하간 침향에서 조금이라도 인공향수(향정)의 향기나 자극적 향기가 발현된다면 의심할 필요가 있다.

침향의 맵고 얼얼한 느낌은 섬세하며 기분 좋은 느낌이다. 이러한 느낌은 문향이 아닌 직접 입으로 복용하는 경우에도 최고 등급의 침향에서 맛볼 수 있다. 단, 지나치게 맵고 얼얼한 경우에는 가짜일 수도 있으니, 주의를 기울여야 한다.

⑻ 시큼한 향기(발효된 듯한 연한 향, 일본에서는 짠맛으로 표현)

토양과 침향의 발효로 인한 시큼한 향기는 일부 문향자에게는 아주 좋은 향기처럼 느껴지지 않는데 반해, 어떤 문향자에게는 구수한 토양의 향기처럼 느껴지기도 한다.

토침향에서 발현되는 것으로, 토침향이 오랜 기간에 묻혀 있으면서 나는 것으로 추정하며, 토침향의 문향 시 초기에 발현된다. 토침향의 주된 향은 동양란의 달콤한 꽃향기와 담담한 고소한 향기이다. 토침향에서는 달콤함이 느끼하지 않는데, 이러한 이유로 문향의 고급단계인 사람들은 이를 '고귀하다' 혹은 '우아하다'와 같은 단어로 표현하기도 한다.

특히 베트남의 홍토침향의 경우, 특이한 짠맛이 초향에서 발향된
다. 초급문향자는 이를 쉽게 느낄 수 없다.

⑼ 비린 향기

바닷가를 옆에 두고 있는 세계 최고의 침향으로 인정받는 베트남
남부지역의 나트랑 침향의 진위여부를 판별할 때 중요한 기준이다.
문향의 처음 시기(초향·수향)에 짧게는 3분에서 길게는 30분 이상, 바
닷가의 비린 향이 발현된다.

이러한 비린 냄새는 인도네시아나 말레이시아 침향에서도 발현된
다. 그 비린 냄새의 종류가 다른데, 어떤 사람은 생선이 부패하는 냄
새라고 표현하기도 하고, 중국 사람은 어떤 특정 곤충의 냄새라고 표
현하기도 한다.

싱가포르 계열의 침향에서 주로 나며, 주로 밀림의 늪 등에서 채취
되는 침향에서 많이 난다. 그런 이유로 잡스런 냄새가 많이 묻어 난
다. 동북아 아시아인들에게는 익숙하지 않은 비린 냄새이다. 고대에
서도 인도네시아산 및 말레이시아산 침향은 베트남침향, 캄보디아침
향, 중국침향, 태국침향보다 상대적으로 낮은 품질로 인식되어 왔다.

⑽ 쓴맛 향기

침향나무에 생성되는 것이 침향이기에 완전히 목질이 없어진 경우
를 제외하고는 나무가 연소되는 과정 및 문향 중에 정도의 차이가 있
지만 목질의 쏩쓸한 향기가 난다. 인생을 쓴맛·단맛·매운맛·짠

맛·신맛 등으로 표현하기도 하는 것처럼 좋은 침향이란 이러한 다양한 맛이 어우러져 발현하는 오케스트라의 음악과 같이 우리의 몸과 마음을 행복하게 만들 때 좋은 침향이라 표현될 수 있다. 침향수지가 적은 경우, 목질 특유의 매케한 냄새가 난다.

(11) 부드럽고 윤택하거나 VS 거칠고 건조한 느낌

향기에서 있어서도 부드러우며 윤택한 특성을 갖는 것이 가장 좋은 침향이다. 특히 기남은 이러한 특성을 제일 많이 갖고 있으며, 그다음으로는 베트남 및 중국침향 등이 좋고, 인도네시아나 말레이시아산 침향의 경우 향기가 일반적으로 거칠며 건조한 느낌이 강하다.

2) 일본의 6국 오미 분류

일본은 과거 16세기부터 베트남·인도네시아·인도·태국 등의 침향을 5가지 향기(쓴맛·단맛·짠맛·신맛·매운맛)로 분류하여 침향을 분류하였다. 중국침향이 빠져 있는 것은 아마 중국침향의 경우 공급이 중국 내 자체 소비에도 미치지 못하여 일본까지 수출되지 않은 것으로 판단된다.

침향의 시세는 향기의 우열, 침향의 산지, 수지함량(침수여부 등), 재료의 크기에 따라 천양지차가 난다. 그 거래가격에 있어서 투명성이 떨어지며, 동일 침향에 대한 가치도 매우 다르게 평가되는 측면이 있다.

하단의 표는 재료무게 10g 이하 기준 및 상위등급 기준 이상으로 대략적인 가격을 제시한 것이다. 20g, 50g, 100g 기준으로 가격이 배 이상 상승한다고 보면 된다.

침향종류	가격	비고
기남침향	베트남 나트랑 g당 100만 원 이상 *기남의 종류에 따라 가격 차이가 많이 발생함 백기남(회백색): g당 200만 원 이상 *베트남 지역 외에도 기남이 채취되나 그 품질면에서 차이가 난다.	베트남 나트랑지역 외에 기남침향은 g당 80만 원 이상 *캄보디아 · 미얀마 · 라오스 · 인도네시아 · 말레이시아 등에서도 기남침향이 채취되나 베트남 남부지역 기남과는 품질과 가격면에서 차이가 난다.
1. 베트남침향 나트랑남부지역침향 2. 호이안 등 베트남 중부 및 북부지역침향 3. 황토침향 4. 홍토침향 5. 흑토침향	g당 10만 원 이상 g당 5만 원 이상 g당 10만 원 이상 g당 5만 원 이상 g당 3만 원 이상	*고대 서적 및 현대 서적에서도 간혹 베트남 중부지역의 침향이 최고라고 표기하는 것은 오류이다. 나트랑지역은 베트남 남부지역으로, 열대지역에 속한다.
캄보디아침향	g당 3만 원 이상	*기남침향은 50만 원 이상
태국 및 라오스침향	g당 1만 원	*기남침향은 g당 50만 원 이상
미얀마 및 인도, 스리랑카 침향	g당 1만 원	*기남침향은 g당 50만 원 이상
인도네시아침향	g당 1만 원	*최상급의 경우 최소 30만 원 이상

말레이시아침향	g당 1만 원	*최상급의 경우 최소 30만 원 이상
브루나이침향	g당 3만 원 이상	*최상급의 경우 최소 50만 원 이상
필리핀 · 파푸아 뉴기니 등 기타 침향	g당 5천 원 정도	

⋯▶ 상기 가격은 침향의 개별적 특성에 따라 많이 달라지며, 좋지 않은 산지에서도 간혹 양질의 침향이 채취된다.

3) 침향을 보관하는 방법

침향은 주변의 냄새에 대한 흡수성이 매우 강하므로 가능하면 유리병에 밀봉하여 보관하는 가장 좋다. 유리병이 없다면 냄새가 거의 없는 비닐봉지나 통에 보관하기 바라며, 냄새가 나는 나무상자 등은 가급적 피해야 한다.

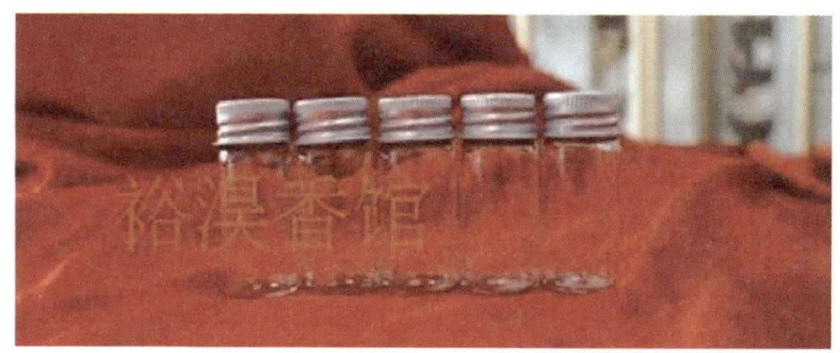

침향을 작은유리병에 보관하면 오래도록 향기를 잘 유지할 수 있다.

문향수준의 4단계

하단의 문향수준의 4단계는 필자의 경험과 고서 등을 참고하여 정리한 것으로, 문향자의 의견에 따라 조금은 달리 분류할 수도 있다.

입문 및 초급단계(문향1-聞香1) 〉 중급단계(문향2-聞香2) 〉 고급단계(완향-玩香) 〉 무급단계(관향 및 관상-觀香, 觀想)

1) 문향수준의 4단계

입문(入門) 및 초급(初級)단계 (문향 내지 품향시작 단계)	향이 그저 좋은 단계로, 침향의 진위여부를 알 수 없다. 침향의 산지를 구별하지 못하고, 온도(습도 포함)와 문향의 상관관계에 대한 인식이 없다. 침향향기의 종류에 대한 상세한 구별이 어렵다.

중급(中級)단계 (문향이 깊어짐)	침향의 산지 일부를 구별할 수 있으며, 침향의 변화(향운)를 느끼기 시작한다. 신체 및 정신의 변화를 명확히 인식(침이 생긴다, 코와 목구멍이 시원해진다, 눈과 머리가 밝아진다, 마음과 정신이 편해진다 등)할 수 있으나, 기남침향의 진위 및 특성을 이해하지 못한다.
고급(高級)단계 (향을 가지고 노는 단계-완향玩香)	향운의 변화를 명확히 인식하며, 침향의 산지에 대한 명확한 구별이가능하다. 침향의 개별 특성에 따라 각기 다른 침향끼리 또는 다른 향재와 자유롭게 합향을 하기도 한다. 침향이 신체의 경락에 미침을 느끼고(호흡 및 기수련자의 경우 명확함), 기남침향의 산지 등에 대한 명확한 인식과 기남과 침향의 차이에 대한 구별이 명확해진다. 문향자 간 향의 우열을 시합하는 투향(鬪香)이 가능해진다. *고급단계에 이른 문향자의 경우 원거리에서도 인공 향수, 나쁜 냄새 등에 민감하여 바로 신체 및 정신상 불쾌한 반응이 발생한다.
무급(無級)단계 (향기,향연과 호흡을 관하는 단계-관향, 관상-觀香, 觀想)	문향이 깊어짐에 따라 삼매에 들어가며, 향기를 통하되 향기를 포함한 분별이 없어지고 그저 행복과 잔잔한 기쁨이 흐른다. 그리고 더나아가면 통찰적 지혜와 사랑과 자비의 마음이 생긴다. 또는 향연을 잠시하거나 긴 시간 그저 바라보며 바로 자성(自性)을 인식하기도 하며, 문향과정 중 삼매(三昧)에 들어간다(문향 중의 열반-涅槃*). *문향의 최고 목적이자 마지막 단계는 문향자, 문향의 대상 및 문향의 행위 자체도 없어지며 또는 세 가지 자체가 인식되지 않는다(三昧의 단계, 昧: 어두울 매, 에고(ego)로 인식되지 않음을 의미). 이어서 지혜가 만발하고, 연민과 사랑이 온 존재에 미치는 단계가 찾아올 것이다. 만약, 명상을 한다면 문향과 더불어 호흡의 출입(出入)을 그저 관(觀)하고, 호흡의 장단(長短)을 그저 관하고, 문향과 더불어 호흡과 향기가 온몸과 정신에 미침을 그저 관한다. 드디어 호흡이 느려지고 세밀해지면서 행복감과 잔잔한 기쁨이 일어난다. 이때 향기와 호흡, 편안함 등 모든 것을 어린아이 마음의 모름으로 놓아 버리면 바로 삼매에 들어간다.

⋯▶ 문향의 수준이 심화되기 위하여는 평소 금연하여야 하고, 음식 섭취도 육류를 가급적 줄이고 야채 위주로 먹어야 하며, 마늘 등 강한 향신료를 줄이고 담백하게 섭취하여야 한다. 또한 진한 향수 등을 가급적 멀리하여야 한다. 문향을 통하여 개개인이 행복해지고, 마음이 너그러워지며, 온 세상에 평화와 행복이 깃들었으면 하는 바람이다.

2) 송나라(고려 시대) 문인의 문향의 기준

[근거: 정위(丁渭)의 천향전(天香傳)]

향기 및 연기	농담(濃淡)	지향(持香) 시간
향기가 건조하지 않고 윤택한 향기를 선호한다. 침향의 연기가 높고 맑게 피오르는 경우, 좋은 침향으로 본다.	침향의 향기가 너무 강하지 않은 은은한 농담의 향기맛을 선호하며, 이를 고귀하다는 표현으로 말한다. 지나치게 단맛이나 시원한 맛의 향기가 진한 경우, 저속하다고 본다.	침향의 향기가 장시간 발향되는 향을 우수한 침향으로 본다.
불교적 영향으로 온 세상에 자비의 향기가 넓고 높게 퍼지기를 바란다. 윤택함은 곧 사랑과 자비를 의미한다.	송나라 및 고려 시대의 불교와 함께 향문화가 가장 왕성하였다. 간결담백의 미가 예술 전반에서 주류가 되었다.	침향의 향기가 오랜 시간 광범위하게 남기는 것이 성인의 경지와 비슷하게 묘사된다.
중국 해남의 침향을 위주로 사용하였으나 사용량의 부족과 함께 베트남·태국 및 인도네시아 등의 침향을 수입하여 사용한다.	인도네시아 및 말레이시아산 침향은 그 성질이 건조하고 열성이 강하여, 송나라 등 고대 중국에서도 가치를 크게 인정받지 못하였으며, 현재도 비슷한 상황이다.	지향 시간은 침향의 우열을 가르는 중요한 판단기준이다. 기남이 매우 고가임에도 불구하고 경제적일 수 있는 것은 그 지향력이 일반침향과 비교할 수 없을 만큼 길기 때문이다.

	내용	등급
상기(上氣) 침향	다수의 인도네시아 및 말레이시아산 침향은 향기가 머리로 바로 오르며, 머리가 약간 어지럽다. 인도네시아 및 말레이시아 침향이 근거리 문향이 좋지 않은 이유이다.	좋지 않은 침향 *인도네시아 및 말레이시아산 침향은 중동사람이 좋아한다.
코침향	일반등급의 침향은 향기, 달콤한 향과 시원한 향이 콧속에서 머물다 사라진다.	일반 침향(대부분의 침향이 여기에 속함)
목침향	좋은 침향은 그 시원한 향과 달콤한 향 등이 목에까지 미친다.	좋은 침향
가슴침향	황토침향 및 양질의 베트남산 침향은 향기가 가슴에까지 이른다	최고의 침향
단전침향	홍토침향이나 기남침향을 맡으면 그 향기(기운)가 단전에까지 도달한다. 그만큼 자연스럽게 숨이 깊어지는 등 인체가 자연스럽게 반응한다. 좌선이나 명상 시 상기병 등을 얻은 경우, 반드시 토침향이나 기남향으로 문향하여야 한다. 단, 진짜 침향이어야 한다.	최최고의 침향

전기향로 등으로 문향 시 배꼽 앞에 향로를 놓은 후, 향로의 위치를 배꼽에서 코에 이르기까지 위아래로 변경하면서 향기와 숨의 관계를 자연스럽게 관찰하여 보길 바란다. 좋은 침향은 숨을 반드시 편하게 그리고 자연스럽고 길게 만들 것이다. 우리의 인체가 어떻게 반응하는가, 즉 숨이 중간에 막히는가, 편한가 등을 잘 관찰하면 침향의 우열을 자연스럽게 알 수 있다.

문향(품향)의 방법

문향을 하는 방법은 일반적으로 아래의 세 가지로 정리할 수 있다.

1. 선향(탑향 · 코일향 포함)

2. 침향편 또는 침향가루를 직접 태워서 맡는 방법

3. 전기향로(전통향 로포함)로 맡는 방법

1) 문향의 구체적 방법

⑴ 선향 및 침향가루를 태워서 문향하는 경우

실내에서는 신체에서 최소 30㎝ 이상떨어진 거리에서 최대 20분 이내에서만 문향한다. 태우는 경우에는 어떠한 경우에도 좋은 향기와 더불어 인체에 유해한 일산화탄소 등도 같이 발생하기 때문이다.

⑵ 전기향로로 문향하는 경우

단전(배꼽 주위도 좋음), 가슴 앞부분, 턱 앞부분의 3단계로(입문 시는 코앞에서) 나누어서 맡는다. 좋은 침향의 경우, 향기가 사람을 찾아오기 때문에 굳이 탐할 필요가 없다. 너무 가깝게 문향하면 열기로 인하여 순수한 향을 맡을 수 없다. 배꼽 앞부분에서 눈을감고 호흡을 관찰하면서 문향하면, 매우 길고 자연스러운 단전호흡(또는 복식호흡)과 삼매에 쉽게 들 수 있다. 그리고 기공수련자는 경락을 여는 것을 느낄 수 있는데, 침향의 기운이 경락과 혈관을 따라 흐르는 것을 경험할 수 있다. 기공수련자가 아니더라도 침이 생기거나 눈과 머리가 맑아지거나 아랫배가 따뜻해짐을 느낄 수 있다.

⋯▶ 필자는 전통향로와 더불어 전기향로를 통한 문향을 추천하며, 전기향로는 무선식 이동이 가능한 도자기 제품이 좋다.

⑶ 전통향로로 문향하는 경우

숯의 냄새가 침향의 냄새를 방해하지 않도록 좋은 숯을 사용하여 하며, 온도 조절을 잘하는 것이 문향의 관건이다. 그리고 인체와의 거리는 향도의 격식에 맡게 하되, 때로는 거리를 탄력적으로 조절해도 된다. 향로의 거리에 따라 신체와 정신에 미치는 다양한 변화와 영향을 잘 살펴보면 흥미로울 것이다. 좋은 침향은 향기가 사람을 찾는다는 사실을 잊어서는 안 된다.

2) 침향선향(침향탑향 포함)의 우열성 판단기준

좋은 선향을 장마철 등 고온다습 날씨에 피우면 온 방 안에 그윽한 향기가 넘쳐나며, 나쁜 세균들은 없어지고 잡스러운 냄새까지 제거된다. 춥고 건조한 날씨보다도 약간 덥고 습한 날씨일 때, 향도 민감하게 느낄수 있다.

향기	좋은 선향침향의 경우, 문향 시 일단 걸림이 없이 자연스러운 호흡이 가능하다. 그리고 달콤함, 시원함, 고소함, 쓴맛 등을 잘 느낄 수 있으면 좋은 선향이다. 또한 좋은 선향은 완전히 태워진 후에도 부드럽고 달콤한 잔향이 공간에 오래 남아 있다. 환자가 오래 거주하는 장소에 하루 한 개의 선향을 두세 번에 걸쳐서 피워 놓으면, 아주 좋은 향이 남고 나쁜 냄새와 균들은 없어진다. 침향의 향기가 강력한 살균효과가 있음은 이미 과학적으로 증명된 사실이다. 좋은 선향 및 탑향의 타고 남은 침향의재에서도 침향의 향기가 남아 있다. 불교의 밀종에서는 선향의 재를 먹기도 한다.
향불 연소시간, 온도 및 태우는 방법	선향은 연기가 발생하기 때문에 한 번에 5㎝(밀폐된 방 기준) 이내로 태우고, 양질의 침향을 기준으로 신체에서 30㎝ 범위 전후에서 문향할 수도 있다. 선향을 피우고 난 후 다시 방을 나갔다 다시 들어왔을 때, 좋은 선향은 반드시 좋은 흔적을 여러 가지 모습으로 남긴다. 아름다운 사람의 흔적처럼……. 선향을 훈증기에서 문향할 수도 있으나 다양한 성분으로 인한 잡스런 향기가 많이 발향된다.
제작 연도에 따른 가치	제작연도가 오래될수록 좋으며, 최소한 제작 후 3개월 이상 숙성된 선향을 사용하는 것이 좋다. 포도주와 비슷하여, 오래될수록 더욱 가치가 있다.

주의사항	선향을 비교하고자 할 때, 두 개의 제품을 동시에 불을 붙여 번갈라 코에서 10센티 전후에서 맡아 보면 그 우열을 알 수 있다. 시중에서 유통되는 선향의 경우, 양질의 제품을 구하기 힘드므로 구입에 신중을 구하기 바라며, 가격이 저렴한 제품에서는 양질의 선향을 절대 구할 수 없음을 명심하기 바란다. 최고 품질이 아니면 개인적으로는 선향 및 탑향 제품 등을 통해 문향하거나 밀폐된 방에서 피우는 것을 권하지 않는다. 현재 시중의 많은 선향제품에는 침향이 아닌 유사침향목 성분과 인공향료 등이 다수 혼합되어 있다.

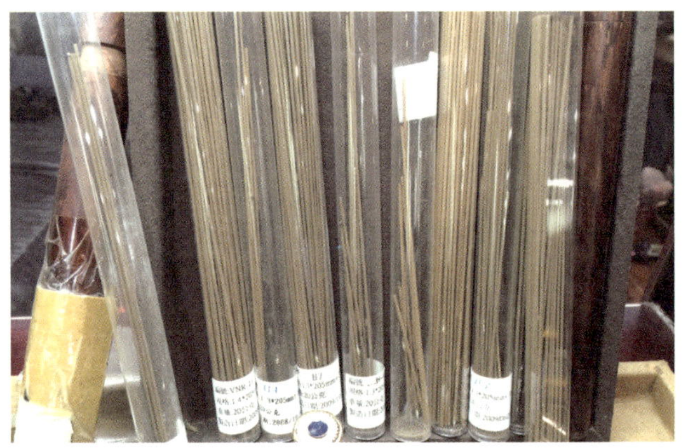

선향제품들

3) 선향(탑향 · 코일향 포함)의 선택

녹색, 빨간색, 파란색 등 염색한 색깔의 침향선향은 절대 사용하지 않으며, 침향성분이 많이 들어간 제품을 사용한다. 침향성분이 많이 들어간 제품의 향에서는 · 약간 매콤한 연기 속에서도 직접적으로 시원하며 달콤한 향이 명확하게 난다. 시중에서 유통되는 대부분의 선향 등에는 양질의 침향성분이 전체 성분의 30%를 넘지 않는다(대부분의 경우 몸에 해로운 유사침향목 및 발암물질인 석분 등 화학성분이 주로 첨가됨). 그러므로 순수한 침향편이나 침향가루를 가급적 전통향로나 전기 향로 등으로 문향하는 것을 권한다.

저급의 선향으로 문향할 경우에는 여러 가지 부작용이 나타나는데, 일단 냄새가 불쾌하며, 기침이 나고, 두통이 발생한다. 속이 불편하며, 심한 경우 오심 및 구토 증세까지 보인다. 그러므로 나쁜 선향은 1분도 맡아서는 안 된다.

나쁜 향기는 사람에게 직접적으로 매우 해로우므로 특히 학생의 공부방에 사용하는 경우에는 더욱 주의가 요구된다. 20g, 30g, 50g 기준으로 한 통에 몇 만 원 하는 침향 선향 제품은 결코 좋은 향기를 결코 발현할 수 없다(물론 비싼 선향이라고 반드시 진짜라고 할 수도 없다). 왜냐하면 문향이 가능한 수준의 양질의 침향 재료값이 1g당 최소 몇만 원 이상 하기 때문이다. 시중에 넘쳐나는 저가의 침향 선향 제품사용에 신중을 기울이길 바란다.

- - - - - - - - - - - - - - - - **중요한 팁** - - - - - - - - - - - - - - - -

향기의 과학 : 향기(냄새) → 비강(콧구멍) → 후각상피 → 후각신경 → 후구 → 대뇌변연계 → 편도체·해마·시상하부 및 하수체 → 자율신경계 및 호르몬 조절(인체와 정신에 직접적 영향)

- 후각을 잃어버리면 기억도 잃어버린다는 연구논문이 있다. 후각은 기억과 밀접한 상관관계가 있다고 한다.

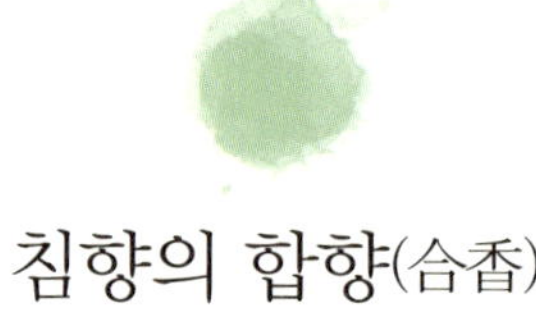

침향의 합향(合香)

침향은 산지 및 품질에 따라 다양한 향기가 발현한다. 이에 따라 특성이 다른 침향을 잘 배합하여 사용하면, 저렴한 침향도 매우 우수한 침향으로 품질을 올려서 사용할 수 있다. 향재를 혼합하는 경우에는 낮은 등급의 침향재료를 사용하여여 한다. 향을 혼합하는 묘미는 낮은 등급의 침향이 다른 향재를 만나 좋은 등급의 침향으로 업그레이드 되는 것이다.

1) 배합방법

⑴ 베트남남부 나트랑침향과 중부지역 홍토침향

나트랑침향의 비린 맛은 없어지고 단맛이 더 강해진다. 그리고 홍토침향은 수지의 입자가 매우 작고 오랜 기간 순화되어 일반침향이 부족한 확산력과 지향력을 대폭 보충하여 준다. 즉, 문향 시 넓은 지역에 걸쳐 침향의 향기를 오랫동안 발현하게 도와준다. 물론 홍토침향 자체의 우수한 향기도 포함해서 말이다. 홍토침향의 비율이 높을수록 선향 등의 가격도 많이 올라간다.

(2) 베트남남부의 나트랑침향과 북부지역 흑토침향

베트남 남부의 낮은 등급의 침향을 북부지역의 흑토침향과 합향하면, 비린 향기는 없어지고 시원한 향기가 증가한다.

(3) 베트남침향과 캄보디아침향

달콤한 향기가 상대적으로 적은 낮은 등급인 베트남침향과 달콤한 향기가 상대적으로 좋은 캄보디아 침향을 배합하면, 시원한 향기와 달콤한 향기를 모두 이끌어 낼 수 있다.

(4) 베트남침향과 인도네시아 및 말레이시아 침향

낮은 등급의 베트남침향과 향기가 강한 인도네시아 및 말레이시아 침향을 배합하면, 달콤한 향기와 시원한 향기 등이 균형 잡힌 좋은 향기를 만들어 낼수 있다. 합향을 할 때에는 가장 먼저 합향할 침향의 특성을 잘 파악하는 것이 무엇보다 중요하다.

2) 침향과 같이 사용하면 좋은 단향

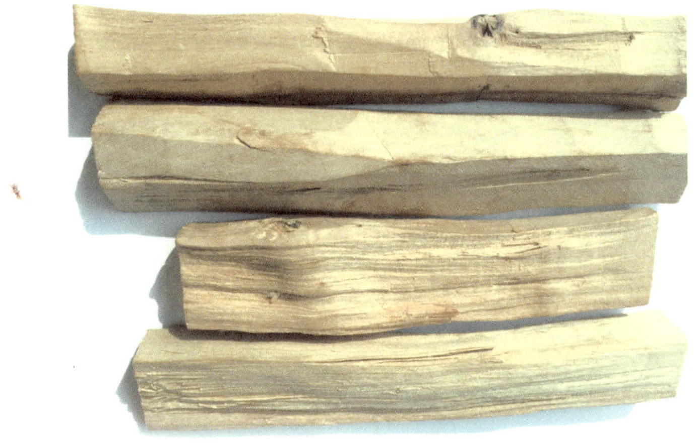

단향

　시원한 향, 단맛향, 우유향 및 꽃향기 등이 잘 조화되어야 최고급 단향이다. 의학적으로는 심복통, 혈액순환, 냉기 제거 등에 주요 약재로 사용된다. 백단의 경우, 단독으로 문향하여도 시원한 향기, 단맛의 향기, 꽃향기, 우유향기 등이 매우 훌륭하여, 저급의 일반침향보다도 향기가 더 우수하다. 단향의 경우, 다양한 향기의 균형성 측면에서 마이소르 인도남부산이 가장 우수하며, 시큼한 향이 강한 경우나 향기의 균형성이 없으면 재료의 채취시기가 그리 오래되지 않은 것이거나 비인도산 단향이다.

　단향은 오랜 세월 자연에서 정제된 후 강한 향기가 부드러워지고 시원해지며, 달콤해지고 우유향이 나기 시작한다. 침향과 비슷한 관점에서 단향의 우열을 평가해도 무난하다. 백단향은 여성향수 등에 많이 사용되기도 한다. 좋은 백단의 경우, 침향정도까지는 아니나 역시 구하기 쉽지 않다. 시중에 유통되는 대부분은 인도산 백단이 아니라 인도네시아, 스리랑카 또는 호주산 단향이다.

　인도 남부지역 외 다른 국가의 단향은 시큼한 향이 강하거나 시원한 향이 없거나 혹은 우유향만 나는 등 다양한 향기의 균형성이 떨어진다. 또한 단향의 경우에도 단향유에 담그어 두었다 꺼낸 가짜 단향들이 많이 유통되고 있으니 주의하여야 한다. 가짜 단향은 향기가 단시간 내에 없어지거나 이상한 냄새가 나는 것이 특징이다.

　⑴ 사용하기 좋은 장소

　단향만을 단독으로 사용하여 문향하여도 좋다. 단, 30분 이상 장시간 문향은 주의하여야 한다. 그리고 특별한 경우가 아니면, 1m 이내 근거리에서는 맡지 않도록 한다. 특히 습기와 냄새가 많이 나는 곳에서 사용하면, 살균 및 냄새제거효과가 탁월할 뿐만 아니라 좋은 향기가 온 방에 그윽하게 감돈다.

　⑵ 배향방법

　좋은 단향은 시원함, 달콤함, 우유향의 고소함 및 꽃향기 등 다양한 향기의 조화와 균형이 우수하며, 향기의 폭발력·지향력·확산력이 매우 좋은 향재료서 침향과 배합하여 사용하면 침향의 폭발력·

 즉, 단향이 침향의 능력을 배가한다.

배합비율은 침향 90%에 단향 10%에서부터 반대로 침향 10%에 단향 90%로, 여러 단계로 조정하여 다양한 조합방법으로 사용할 수 있다. 침향비율이 높을수록 가격은 높아지고, 더불어 신경안정 효과도 높아진다.

침향은 상대적으로 심장이 빠르게 뛰고 머리를 많이 쓰는 사람들에게 좋고, 단향은 심장이 비교적 느리게 뛰고 약간 침체된 기분의 사람에게 상대적으로 좋으며, 심장 및 우울증 등에 효과가 좋다고 한다(근거: 베이징 중의대 왕펑치교수 TV 강의 중, 2013, 중국바이두).

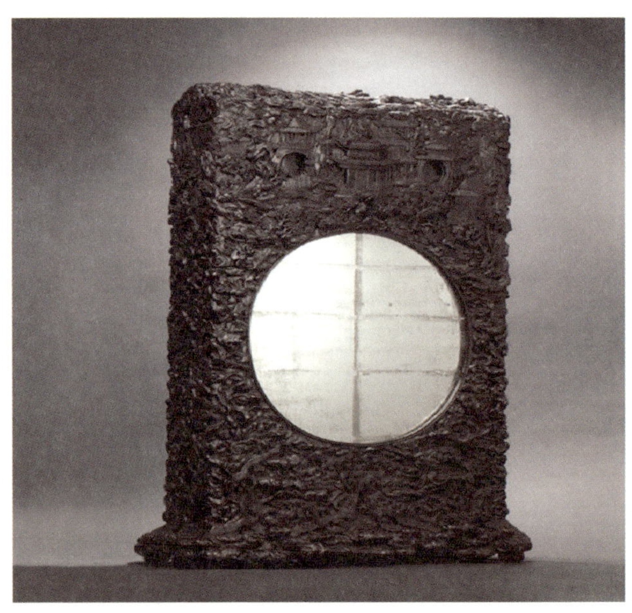

침향조각제품(청나라)

2012년 베이징 모경매사에서 침향경매사상 최고가에 경매 침향제
품으로, 한화 35억 원에 낙찰되었다(이러한 제품은 매우 극소수이므로 주의
할 것). 침향은 밀도가 낮아 조각이 어려운 재질인데도 불구하고 정
교하게 조각이 이루어졌다. 그리고 재질 또한 침수되는 양질의 침향
이다.

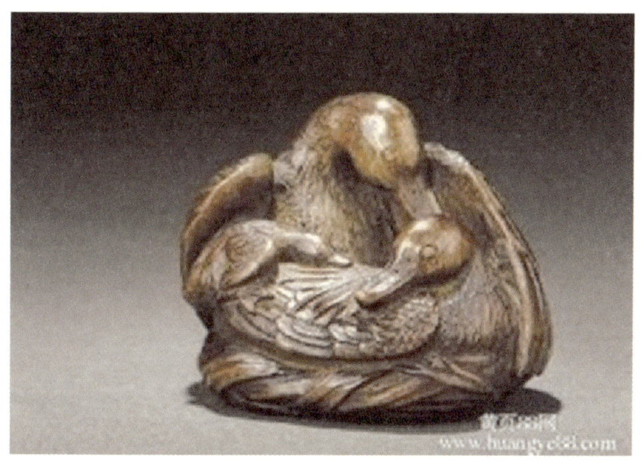

명청대의 침향조각제품

중국 경매에서 고가에 경매된 제품이다. 오랜 세월의 아름다운 흔
적이 고박한 광택으로 빛나고 있다.

(3) 향도(香道)와 향재(香材)

차도(茶道)와 더불어 향도는 한국 · 중국 · 일본의 역사에서 문인
등 상류층 문화에 속하였지만, 근대에 있어서 잠시 역사의 회오리
속에 묻혀 있다가 다시 우리 곁에 다가오고 있다. 특히 일본의 향도

는 비록 그 시작이 중국이었으나 15세기부터 본격적으로 발전하기 시작하여, 지금까지 유지·발전시켜 왔다.

그러나 일본의 현대향도는 고대향도와는 달리 향재에 대한 이해가 부족하다는 점이 문제이고, 더욱이 현재 일본선향의 경우 인체에 매우 유해한 고무나무성분, 석분 및 각종 발암물질성분의 인공향료 등을 혼합하여 만들기에 많은 문제를 떠안고 있다. 그럼에도 불구하고, 이를 모르고 무분별하게 사용하는 사람이 많다. 일본이 경제선진국일지라도 선향에 있어서는 후진국이며, 나쁜 선향을 수출하는 대표 국가임을 분명히 말하고 싶다.

중국의 향도는 일본의 향도를 다시 경제적으로 강해진 중국이 역수입하여 문화 재부흥의 일환으로 향도를 중국정부 차원에서 지원하고 있다. 이미 중국에서 문향은 상류층의 필수 문화로 자리잡아 가고 있다. 그러나 현실에서는 아쉽게도 향도가 향재의 이해와 균형을 맞추고 있지 못하다는 것이다. 물론 침향의 희소성에 기인한 이유가 있다고 할지라도 말이다. 차도가 차재료에 대한 이해와 맞물려 갈 때 심화·발전되는 것처럼, 향도 또한 침향재료에 대한 올바른 이해가 반드시 선행되어야 할 것이다. 특히 가짜 침향이 범람하는 현실에서 이러한 이해는 반드시 중요하다.

3) 문향에 대한 반응

(1) 문향의 방법에 대한 결론

첫째, 향을 탐하지 않는다.

둘째, 신체와 정신에 미치는 영향을 잘 관찰한다.

예를 들어, 향기가 코와 목에 미치는 느낌, 향기가 단전에 이르는지, 향기가 백회방향으로 영향을 미치는지, 향기가 등줄기에 경락에 영향을 미치는지, 향기가 침을 새롭게 돌게 하는지 등 좋은 침향의 향기는 명상과 호흡에 훌륭한 조력자이다.

셋째, 너무 장시간 맡지 않는다.

넷째, 향재에 대하여 이해하도록 노력하며, 향도의 격식을 존중한다.

(2) 문향의 신체 및 정신의 반응 단계

신체반응 단계	정신반응 단계
입안에 침이 생긴다. 눈과 머리가 맑아진다.	정신이 맑아진다.
콧구멍이 시원해진다.	편안하다.
목구멍 안이 시원해진다.	행복하다.
아랫배가 따뜻해진다. 호흡이 느려지며 편안해진다.	잔잔하게 기쁘다.
호흡을 매우 세밀해지며 길어지고 종국에는 잊게 된다.	잡념이 없어지며 삼매에 든다.

좋은 침향을 사용할수록 하단의 단계로 진입한다. 특히 토침향과 기남침향은 제일 하단의 단계에 쉽게 이르게 한다.

침향의 연기모습을 보며

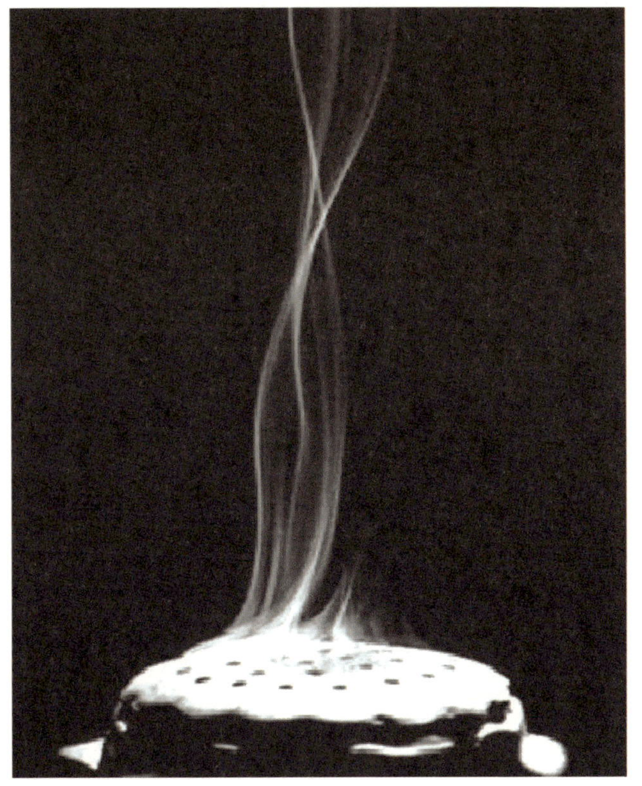

무심함으로 향연을 보라.

기쁨과 아름다움과

그리고 욕심도 없고, 분노도 없고, 무지도 없고

버릴 것도 얻을 것도 없는 세계로 들어가리라.

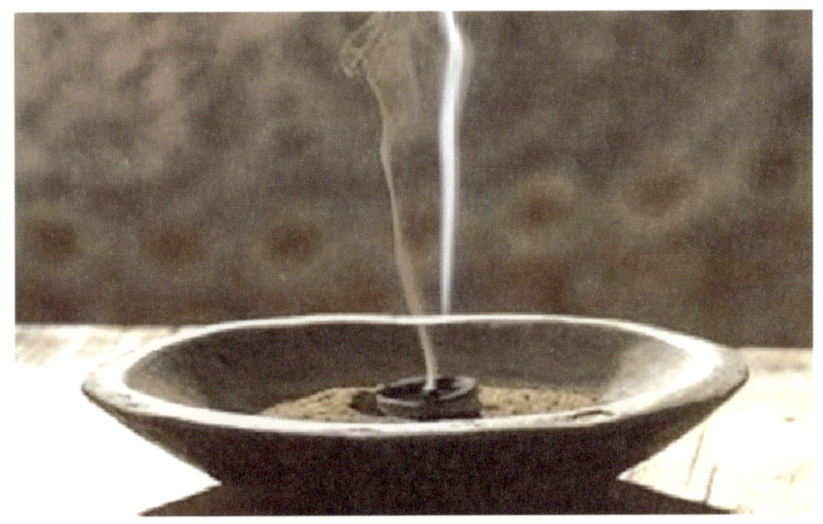

아름다운 침향의 연기

과거 어떤 고승은 침향연기 무상함을 보고 큰 깨달음 얻기도 하였다고 한다. 그저 바라보고 있노라면 일상의 삼매로 바로 얻을 수 있을 것이다.

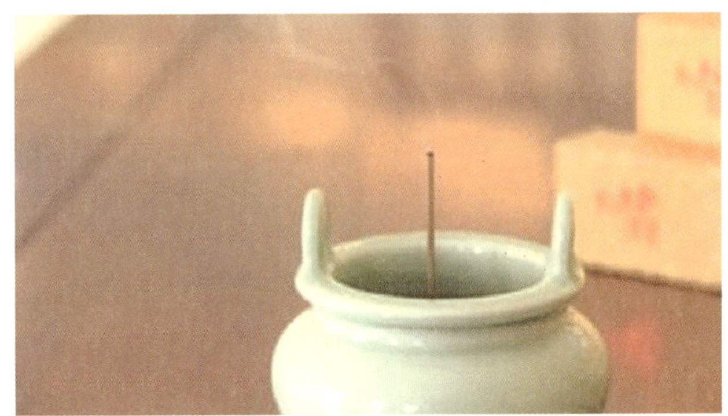

선향으로 문향하는 장면

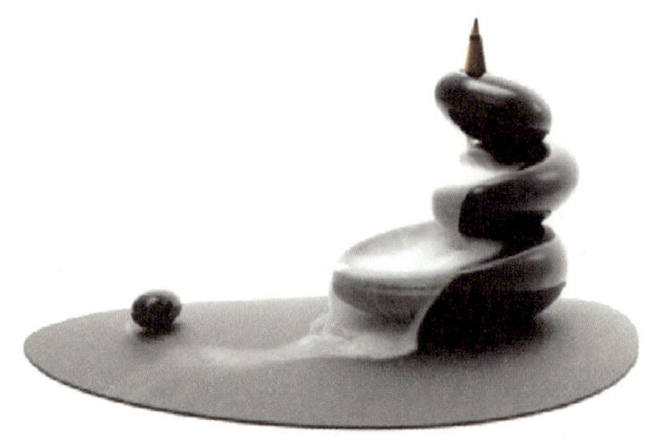

탑향으로 아름다운 침향의 향연을 보며 한편 문향도 한다.

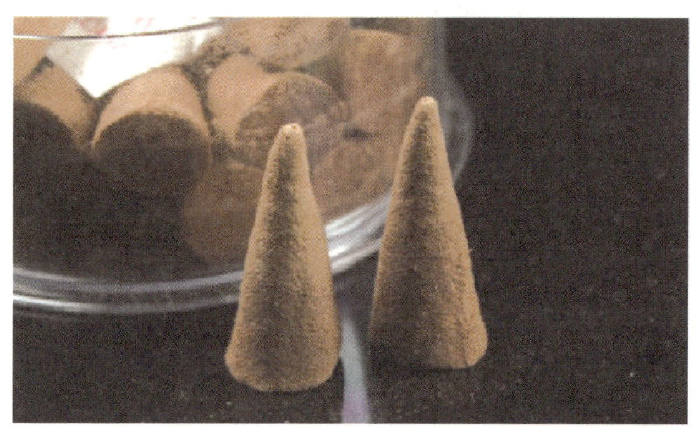

탑향

탑향 및 선향의 경우 아름다운 향연을 볼 수 있긴 하나, 그 원재료로 고급침향을 사용할 수 없음을 유의하고, 너무 가까이 장시간 맡는 것은 가급적 삼가할 것을 권한다. 좋은 선향은 방에 피워 놓고 완전히 연소된 후 방에 다시 들어오면, 방 안 구석구석에 좋은 향기를 우아하게 남겨 놓는다.

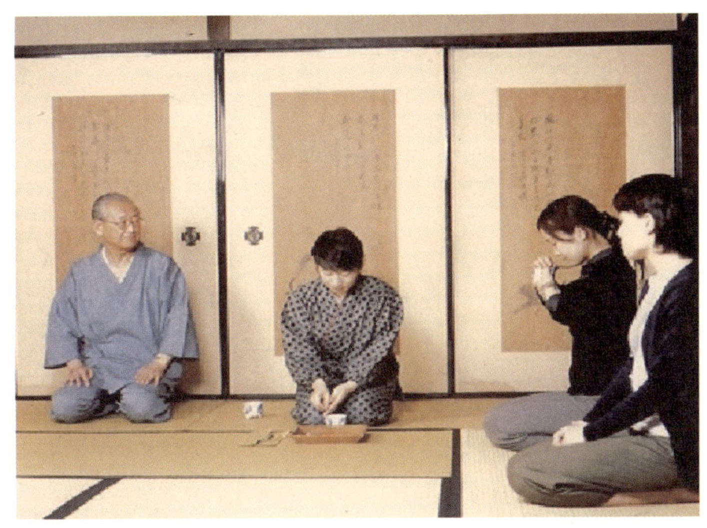

보통의 일본인 들이 문향하는 모습

일본의 향도는 과거 일부지배계층의 전유물이었지만, 현재는 일반 사람에게도 보편화된 생활 문화로까지 발전하였다. 단정하게 무릎을 꿇고 너무 탐하지 않으며 자연스럽게 문향을 한다. 일본의 향도는 때로는 형식적이기도 하나 동작 하나하나가 무심의 경지 혹은 온전한 관찰자 입장에서 이루어진다면, 나름대로 의미가 있을 것이다.

···▶ 문향의 올바른 자세: 문향 시 경직되지 않게 허리를 반듯이 하며(아랫배에 매우 살짝 힘을 주고 어깨는 뒤로 젖힌 후 자연스럽게 내린다) 처음에는 세 번을 들이마시되, 호흡의 길이를 달리하여 맡는다. 숨은 오른쪽으로 내쉰다. 그리고 명상할 경우에는 배꼽 앞 부분(작은 탁자)에 놓고, 옅은 농도로 최대 1시간 이내에서 호흡을 관찰하면서 문향한다.

감기 등의 치료보조 목적인 경우에는 농도를 약간 진하게 한다.

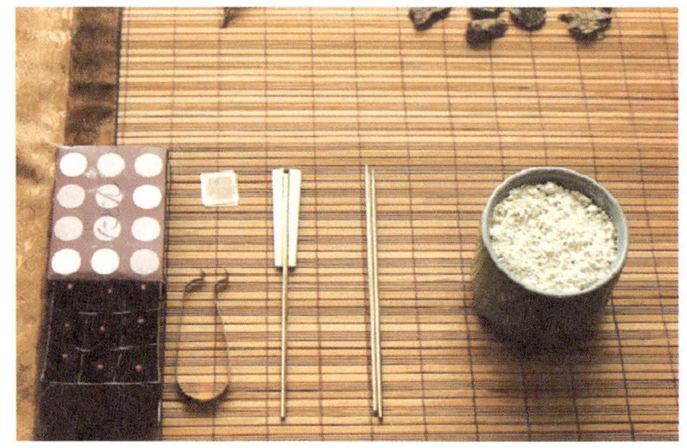

전통향로와 향도구들

정돈된 모습에서 마음도 정갈해지는 것 같다. 숯이 묻은 향재위 은엽 등에 침향 재료를 올려놓기만 하면 문향이 가능하다. 향도의 격식에 맞게 하면 더 좋을 것이다.

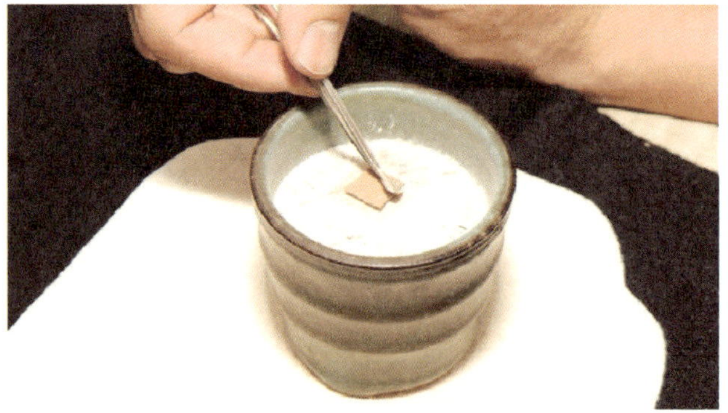

문향을 위한 침향을 올려놓기 직전의 모습

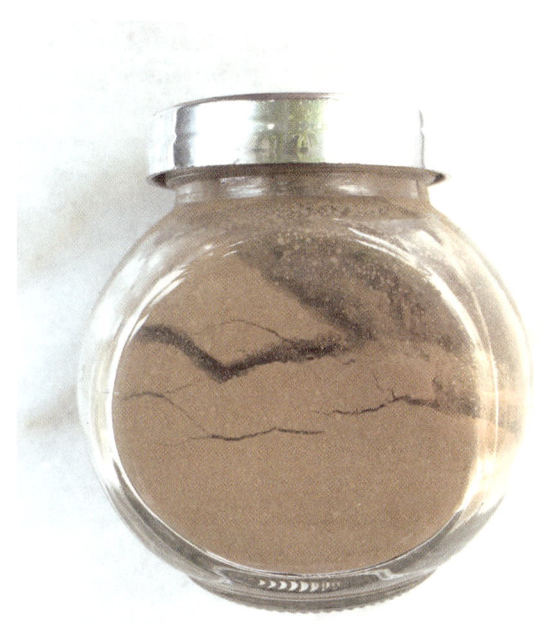

문향에 사용하는 침향가루분말

　가루향의 경우에도 문향 및 물 또는 알코올에 담그는 방법을 통하여 침향의 진위여부 및 품질을 판별한 후 사용여부를 결정하기를 바란다. 특히, 인도네시아나 말레이시아산 침향 등의 경우, 문향에 사용할 수 있는 종류가 제한적이므로 사용에 주의하여야 한다.

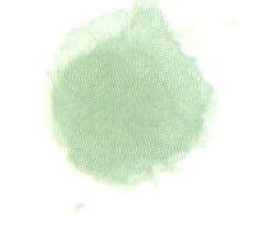

전기향로와 전통향로

문향에 있어서 가장 중요한 것은 다름 아닌 온도 조절이다. 특히 최고급 침향인 기남침향인 경우, 50도 전후에서 발향되기 시작하면서 향운(향기의 변화)이 나타난다. 그런데 신기한 것은 60도, 70도, 100도 올라갈 때마다 각기 또 다른 향운이 있다는 점이다. 문향자가 기남침향을 사랑할 수밖에 없는 이유이다.

습도의 경우, 50~70%가 적절하다. 차를 마시면서 주위에 습기를 주는 것 또한 좋은 방법이다. 습도가 약간 높아야 코 및 인체 여러 부문에 포진한 후각세포가 촉촉해지면서 향기에 더 민감해지기 때문이다. 비 오는 날이 상대적으로 문향 시 더 민감해짐을 바로 알 수 있다.

실내온도의 경우, 23도에서 28도 사이가 적절하다. 온도가 20도 이하인 경우에는 상대적으로 향기를 맡기가 쉽지 않다.

문향 시간은 사용량이 적은 경우(1m 이내에서 향을 못 맡는 경우) 수시간 문향하여도 되나, 근거리에서도 향을 맡을 수 있는 경우에는 20분 이내가 적당하다. 그리고 문향 전 온수를 마시면, 문향에 더 민감해진다. 평소에 금연하면서 가급적 육류 섭취를 줄이고, 자극적 음식을 줄이면 좀 더 문향에 민감해질 수 있다.

　문향훈련을 하고자 한다면 매일 조금씩이라도 다양한 문향을 하고 기록해야 후각이 더 민감해지며 직관도 강해진다. 세상의 일이 모두 그런 것 아닐까. 일정 수준에 이르면 후각이 가져다주는 신세계를 경험할 수 있다.

1) 향로의 온도 조절과 향기의 변화

침향의 종류	온도	향기의 변화 등
기남침향	50도에서 시작하여 수지함량 정도에 따라 온도를 다시 가감하며, 향기에 민감한 경우에는 40도에서 시작하여도 무방하다. 향기의 변화를 보며 온도를 상향조정한다. *기남침향은 육안으로 관찰 시 수지가 끓는 온도에서 문향을 시작하면 절대 안 된다.	기남침향은 50도 전후에서부터 문향이 가능하며, 시원한 향, 달콤한 향(꽃향기), 우유향 등의 순으로 시간의 변화와 함께 느껴진다(명확한 향운 존재). 또한 향기가 매우 윤택하고 두텁다. *기남의 종류에 따라 향기의 변화가 다르다. *지향력이 매우 길어 최소 1주일 이상 문향이 가능하다.
최상급침향	80도 전후에서 시작하여 향기의 변화를 보며 조금씩 상향한다.	초향(수향), 본향(주향), 말향(미향)의 변화를 문향시간의 경과와 함께 느낄 수다.

	*채취된 지 오래된 침향은 처음에 발향되는 시간이 오래 걸리므로 문향에 인내가 필요하다.	향기가 윤택하고, 두텁고 무거우며 향기가 진하다. 지향력이 길어 최소 5시간 이상 문향할 수 있다.
상급침향	100도 전후에서 시작하여 향기의 변화를 보며 조금씩 상향한다.	향운의 변화가 없다. 향기가 조금 건조하며, 적당히 무겁다.
일반침향	150도 전후에서 시작하여 향기의 변화를 보며 조금씩 상향한다. *재배침향 대부분이 여기에 속한다.	향운의 변화가 없다. 향기가 건조하고 가벼우며, 담담하다. 지향력이 짧아 1시간 이상 지속되기 어렵다.
홍토침향 (황토,흑토)	120도 전후에서 시작하여 향기의 변화를 보며 조금씩 상향한다. *홍토침향 향기의 변화(향운)는 초급문향자가 느끼기 쉽지 않다. *홍토침향의 목질이 많은 경우에는 130도 전후에서 시작한다.	초향(시큼한 짠맛을 하며, 약간 시원함), 본향(달콤한 동양란 향기), 말향(우유향의 고소함)의 변화가 시간의 경과와 함께 섬세하며 은근하며 편안하다. 향기가 두텁고 윤택하다. *황토침향: 단맛향기 위주 변화, 　흑토침향: 담담한 단맛향기 위주

　온도는 침향의 등급에 따라 각 시작온도에서 몇 시간에서, 길게는 1주일 정도 사용하면 향기가 매우 얇게 발생한다. 그러면 다시 거기서 온도를 약간 높여 문향하면, 또다른 다양한 향운과 새로운 향기를 문향할 수 있다. 그리고 온도조절을 잘하면 오랜 기간 침향을 사용할 수 있다는 장점도 있다. 문향재료가 검게 변하거나 타는 듯한 이상한 냄새가 나면, 너무 온도가 높은 것이므로 바로 온도를 낮춘다. 필자의 경험으로 기남침향 0.01g으로 하루 2시간 정도, 1개월 이상 문향하였다.

"문향은 온도조절의 예술"이라고 감히 말할 수 있다. 왜냐하면 다양한 온도에 따라 발향되는 향기가 저마다 다르기 때문이다. 과학적으로도 침향의 수지는 다양한 방향성 성분으로 구성되며, 온도에 따라 향기 기체로 발화되는 기화점이 다르다. 그래서 단숨에150도 이상 너무 높은 온도로 시작하면, 낮은 온도에서 기화되는 침향수지들은 한꺼번에 향기로 발향되어 제대로 된 문향을 할 수 없다.

전통향도에서도 이동식 전기향로도 전통향로와 병행하여 문향으로 사용하는 방법도 괜찮을 것 같다는 것이 필자의 생각이다. 특히 200도 이상으로 문향하는 것은 문향이 아니라 침향을 태우는 수준이라고 보아야 한다. 너무 높은 온도로 문향하면 침향이 검게 변하고, 이상한 냄새가 바로 난다.

2) 전기향로 vs 전통향로 비교표

	전기향로문향	전통향로문향
온도조절	50도에서 200도 사이 온도 조절이 가능하다.	다양한 온도 조절이 조금 어렵다.
기화점 (침향의 다양한 수지성분이 기체화되면서 향기가 발향되는 온도)	침향수지는 기남의 경우 50도 전후에서부터 본격적으로 발향되며, 저급침향의 수지는 200도 전후에서도 발향되기도 한다.	특정 온도에서 상하로 조절할 수 있는 온도의 폭이 적어, 다양한 기화점을 갖는 침향의 수지를 제대로 발향시키기가 쉽지 않다.

	*고급침향일수록 화학적으로 성분이 복잡하고, 다양한 기화점을 갖는다. 이 점 때문에 전기향로가 다양한 향운을 즐기기에 더 적합한 측면도 있다.	
향의 소비 및 기타	최저의 침향 사용으로 장기간 문향이 가능하다. *반드시 온도는 낮은 온도에서부터 단계적으로 높은 온도로 문향한다. *채취된 지 오래된 침향의 경우는 침향이 바로 발향되지 않고, 심지어 문향을 시작한 후 30분 후가 되어 발향이 되기도 하므로 인내심을 갖고 문향하여야 한다.	전기향로로 사용할 때보다 침향사용량이 조금 많다. *반드시 온도는 낮은 온도에서부터 시작하여 문향한다. *향도의 아름다움을 구현할 수 있는 점에 있어서 전통향로와 전기향로는 비교대상이 아니다. *문향에서 전기향로를 병행하여 사용하는 것도 현대의 발전된 문명의 이기를 이용하는 측면에서 좋을 것 같다.

침향은 어찌 보면 너무 신비한 물질이다. 거의 모든 종교에서 최고의 대접을 받았고, 현재까지도 그러한 대접을 받고 있다. 인간의 가장 기본적이며 원초적인 후각에서 느끼는 그 오묘함을, 적절한 온도조절을 통해 다양하게 느낄 수 있으면 한다.

3) 전기향로로 문향하는 방법

장다양한 향운을 연기 없이 장기간 즐길 수 있다는 장점을 지닌다

(기남침향의 경우, 0.01g 정도로 한 달 이상 문향할 수도 있음). 그리고 향재료의 낭비를 최대한 줄일 수 있다. 그러나 향연을 감상할 수 없으며, 온도 조절을 못할 경우에는 충분한 문향을 할 수 없다는 단점을 지닌다.

(1) 상대적으로 문향에 좋지 않는 전기향로

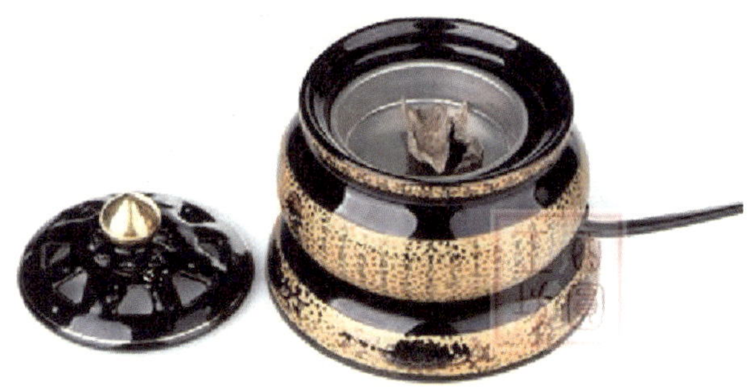

침향이 닿는 부분이 철로써 가열 시 쇠의 냄새가 난다. 그리고 향로의 목부분이 짧아서 취향이 쉽지 않고, 향가루가 바람 등에 쉽게 날아간다.

(2) 상대적으로 저렴하면서 취향하기 좋은 전기향로

첫째, 문향의 핵심인 온도조절이 가능하다. 둘째, 도자기 제품으로 취향에 가장 적합하다. 온도 조절을 잘하면 적은 양의 침향으로 오랜 시간 문향할 수 있다. 침향이 닿는 부분은 은엽이나 운모편 또는 도자기가 가장 좋다.

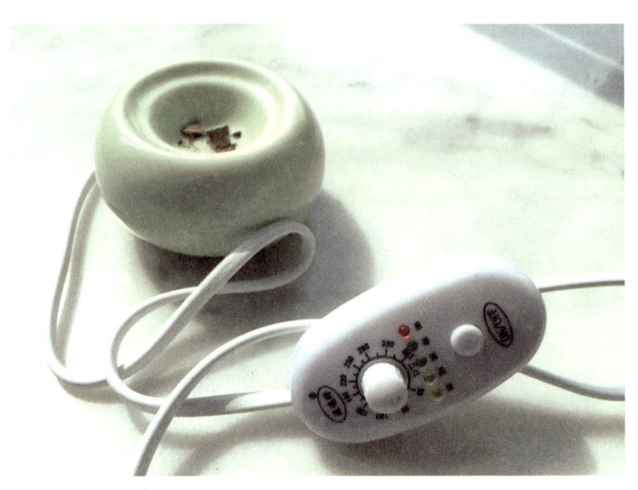

(3) 전기향로의 선택

첫째, 도자기나 목재 제품을 선택한다.

둘째, 향로의 목부분이 상대적으로 긴 제품을 고른다.

셋째, 온도조절이 가능한 제품을 고른다(50도에서 200도 사이).

향로의 온도가 높으면 향가루 등에 포함된 수지가 바로 증발되며 검게 변해 버린다. 향로의 상태를 보면 문향의 수준을 알 수 있다. 검게 변해 버린 향로는 문향의 방법이 올바르지 않음을 알려 준다.

침향의
가치와 활용

구약의 문학서 가운데 시편(詩篇) 45장 8절에는
"왕의 모든 옷은 몰약과 침향과 육계의 향기가 있으며,
상아궁에서 나오는 현악은 왕을 즐겁게 하도다."와
같은 구절이 나온다.

이 대목은 왕의 화려한 의상과
호화로운 궁전을 묘사하는 것으로, 침향을 어의(御衣)의
위엄과 아름다움을 비유하기 위해 사용된
세 가지 향료들 중 하나로 언급했다.

종교적 가치

	사용내용	근거
기독교	-민수기 24장 6절 "여호와께서 심의신 침향 나무들 같고" -시편 45편 8절 "왕의 옷은 몰약과 침향과 육계의 향기가 있으며" -잠언 7장 17절 "내 침상에는 몰약과 침향과 계피를 뿌려라" 아가 4정 14절 "몰약과 침향과 모든 귀한 향료로서" 요한복음 19장 39절 "니고데모도 몰약과 침향을 섞은 것들을 백 근쯤 가지고 온지라"	구약성경에는 다양한 향 및 제조방법 등에 대한 언급이 있다.
불교	-법화경 법사공덕품 "천상의 향기" -수능엄경 "향엄동자 침향의 향기및 향연의 무상함을 보고 견성함" -대방광불화엄경 "백만억 침향의 향기가 온 우주에 충만하다"	법화경등 다수, 능통삼계(能通三界) 수행지향(修行之香), 견성지향(見性之香)

	−욕불공덕경 "침향, 백단, 자단, 용뇌향 등으로 향수를 만들다"	
도교	−신선향보(神仙香譜): 침향, 백단향, 소합향 등이 수련의 향재료로 사용 −도교의 전통도의의 해독 및 축기의 향재	황정경등, 능통삼계의 수행지향
이슬람	향훈의식의 향재료, 일상 생활의 귀족용품 (침향유)	중동국가
유교	국가제전 및 장례식 등의 최고 향재료	한국 및 중국

1) 기독교와 침향

(1) 구약에서의 침향

구약에서 침향은 제일 위엄 있고 가장 아름다우며 온갖 진귀한 것들을 묘사하는 데 빼놓을 수 없는 것이었다. 동시에 극상품의 약재였으며, 로맨틱한 분위기를 조성하는 향료였다. 구약에는 히브리어 'אהלים(아할림)' 또는 'אהלות(아할로트)'라는 이름으로 침향 이 네 번 등장한다. אהלים(아할림), אהלות(아할로트)는 일종의 향기로운 냄새를 풍기는 약재로서 헬라어로 ἀγάλλοχον(agallochon, 아갈로콘)으로 일컬어지며, 후대의 저술가들은 ξυλαλόη(ksulaloe, 그쉴랄로에)라고 부르기도 했다.

(인용출처: 남대극 :삼육대학교 총장, 배한호한의사블러그)

침향이 제일 먼저 나타나는 곳은 민수기이다. 민수기 24장 5절과 6절에서는 "야곱이여 네 장막이, 이스라엘이여 네 거처가 어찌 그리 아름다운고! 그 벌어짐이 골짜기 같고, 강가의 동산 같으며, 여호와의 심으신 침향목들 같고, 물가의 백향목들 같도다."라고 언급되어 있다. 이것은 이스라엘 백성이 광야를 지나는 동안에 선지자 발람이 이스라엘을 축복하는 노래의 일부이다. 여기에서 '침향목'은 '백향목'과 나란히 사용되므로, 그 나무가 백향목만큼 우람하고 아름다운 나무일 것이라고 추측할 수 있다.

구약의 문학서 가운데 시편(詩篇) 45장 8절에는 "왕의 모든 옷은 몰약과 침향과 육계의 향기가 있으며, 상아궁에서 나오는 현악은 왕을 즐겁게 하도다."와 같은 구절이 나온다. 이 대목은 왕의 화려한 의상과 호화로운 궁전을 묘사하는 것으로, 침향을 어의(御衣)의 위엄과 아름다움을 비유하기 위해 사용된 세 가지 향료들 중 하나로 언급했다. 즉, 침향은 몰약·육계와 함께 성경 기자들이 가장 자주 언급한 대표적인 향료이다.

이러한 침향은 잠언(箴言)의 7장 16절~18절에도 언급되어 있다. "내 침상에는 화문(花紋) 요[褥]와 애굽의 문채(文彩) 있는 이불을 폈고, 몰약과 침향과 계피를 뿌렸노라. 오라. 우리가 아침까지 흡족하게 서로 사랑하며 사랑함으로 희락하자." 이것은 음탕한 여자가 남자를 유혹하는 말의 일부로, 그녀가 있는 침실의 화려함을 묘사하면서 침향을 함께 언급한 것이다. 이를 통해 침향이 매우 귀한 향품으로 여겨졌다는 사실을 알 수 있다.

그뿐만 아니라, 침향은 아가(雅歌) 4장 12절~14절에도 "나의 누이, 나의 신부는 잠근 동산이요 덮은 우물이요 봉한 샘이로구나. 네게서 나는 것은 석류나무와 각종 아름다운 과수와 고벨화와 나도초와 나도와 번홍화(番紅花)와 창포(菖蒲)와 계수와 각종 유향목과 몰약과 침향과 모든 귀한 향품이요."라며 아름다운 향품들 가운데 하나로서 열거되었다. 이는 신랑이 신부의 아름다움을 노래한 부분으로, 온갖 과실과 꽃들과 함께 마지막으로 침향이 등장한다. 결국 침향은 가장 아름답고 온갖 진귀한 것들 중의 하나로 빠질 수 없는 중요한 소재였다.

② 신약에서의 침향

요한복음 19장 39절에서 40절에는 아래와 같은 중요한 구절이 나온다.

"일찍 예수께 밤에 나아왔던 니고데모도 몰약과 침향 섞은 것을 백근(리트라)쯤 가지고 온지라. 이에 예수의 시체를 가져다가 유대인의 장례법대로 그 향품과 함께 세마포로 쌌더라."

신약에서 고급관리 나고데모가 예수님이 십자가에 못 박혀 돌아가신 후, 그의 시신을 장사 지내기 위하여 몰약과 침향을 섞은 것을 가져온 것은 두 가지 의미를 지닌다. 첫 번재 의미는 예수께서 받으신 고난과 고통을 상징하면서, 두 번째 의미로는 그의 시신이 부패하는 것을 방지하는 목적이 있었다.

신약에서 침향은 단 한 번 언급될 뿐이지만, 그 당시 매우 높은 상품 가치를 지녔다. 따라서 니고데모가 침향을 100근이나 가져온 사실로 미루어 볼 때, 그는 매우 부유했을 것이다. 그는 산헤드린의 회원이라는 자신의 사회적 지위에 구애되지 않고 예수님의 죽음을 위해 매우 값비싼 예물을 바친 것이다. 그는 이 일로 인하여 아름다운 희생으로써 성경에 기록되었고, 역사 속에서 많은 사람들에게 칭송받게 되었다.

2) 불교와 침향

우리나라에서 불교 문화는 우리 문화제의 대다수를 차지하고 있다. 그런데 우리가 지금까지 불교 문화제를 간직할 수 있었던 데에는 바로 향나무의 역할을 빼놓을 수 없다는 놀라운 사실이 숨어 있다.

경상북도 안동에 있는 봉정사와 함께 한국 건축사에 빛나는 영주의 부석사 무량수은 600년이 지난 지금까지 남아 있다. 그 이유는 건물을 지은 후 침향을 피웠기 때문이며, 무량수전 안의 단청이 아직도 남아 있는 것 또한 침향목으로 만든 향을 피웠기 때문이다. 이는 침향의 향을 물감에 달라붙게 만들어 물감이 변질되는 것을 막는 원리이다.

그렇다면 옛날에는 왜 궁궐이나 사찰, 정원에 향나무를 심었을까? 그것은 향나무에서 풍기는 향이 나쁜 기운을 없앤다고 믿었기 때문이다. 종교 의례에서 어김없이 향을 피우는 것도 바로 이 때문이다.

특히 향에 대한 지배층의 높은 관심을 알기 위해서는 삼국 시대로 거슬러 올라가야 한다. 삼국 시대에 열대지방에서 자라는 침향목 및 나무에서 채취한 침향을 수입했다는 점이 바로 그 증거이다. 삼국사기에는 진골마저 침향을 수레 재목으로 사용할 수 없다고 지적하고 있으나, 1966년 불국사 석가탑에서 침향 조각이 발견된 사실로 미루어 볼 때, 통일신라 시대에는 진골도 침향을 사용한 것으로 추정된다.

향은 성인에 올리는 공양품으로 중시되어 왔다. 특히 능엄경의 향엄동자(香嚴童子)에서는 침향을 수행의 방편으로 묘사하고 있다. "향기를 관찰컨대, 본래 있는 것도 아니요, 또한 본래 공(空)한 것도 아니네. 연기 중에 있는 것도 아니요, 또한 불 가운에 있는 것도 아니네. 사라질 때는 집착하는 바가 없고, 올 때도 오는 곳이 없네."

이것은 화엄동자가 고요한 정실에서 침향을 피워 놓고 깨달은 것을 적은 글이다. 능엄경에는 향엄동자가 이러한 심득(心得)을 통해 아라한과(阿羅漢果), 즉 깨달음을 얻었다고 적혀 있다.

불가에서 공양품으로 향을 중시한 예는 법화경(法華經) 법사품(法師品)에서 열거하고 있는 열 가지 공양품 중 네 가지가 각종 향인 점에서도 잘 드러난다. 불가에서 공양은 단순히 예물을 진상하거나 복을 비는 수준에 머무르는 것이 아니라, 공양품이라는 매개체를 통해 부처를 배우며 교통하는 의식이다. 향이 공양품이 됐을 때에는 자기 자신 속에 잠재된 불성(佛性)을 일깨우는 일종의 구도행의 표현이다. 이처럼 향은 예불의식에서 공양품으로서 널리 쓰였다.

향이 상용화되면서 불가에서는 향을 침향과 단향(檀香), 정향(丁香) 등 좋은 향과 나쁜 향으로 구분하고, 나아가 경락소통이나 피부병 치료, 몸 냄새 제거 등에 활용했다. 중국 민담에는 사찰 향로에 있는 향 재를 먹으면 병이 낫는다는 얘기도 전해지는데, 옛날 사찰에서 쓴 향들이 요즘처럼 화학재료가 포함되지 않은 천연 향료로 만들었다는 점을 감안했을 때 전혀 근거 없는 설은 아니라고 본다.

3) 이슬람과 침향

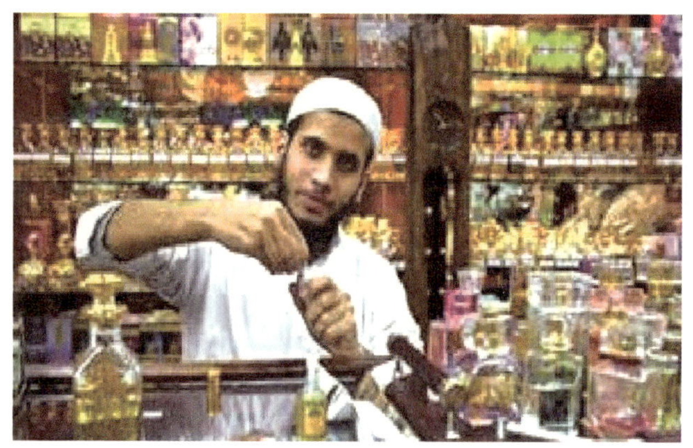

침향유 등 각종 향유를 파는 중동인

현재 침향의 최대 소비국은 중국과 이슬람국가와 유럽이다. 침향유를 포함한 각종 향유는 이슬람교인들에게는 종교의식일 뿐만 아니라 생활의 일부이다. 동북아시아인들과 달리 중동인들은 신체의 냄새를 이유로, 비교적 향이 강한 침향유를 선호한다.

중동 사람에게 침향유는 최고의 침향향수를 만드는 원료 가운데 가장 고급원료이다. 이 때문에 침향향수를 만드는 명품향수기업이 중동에 많이 있다.

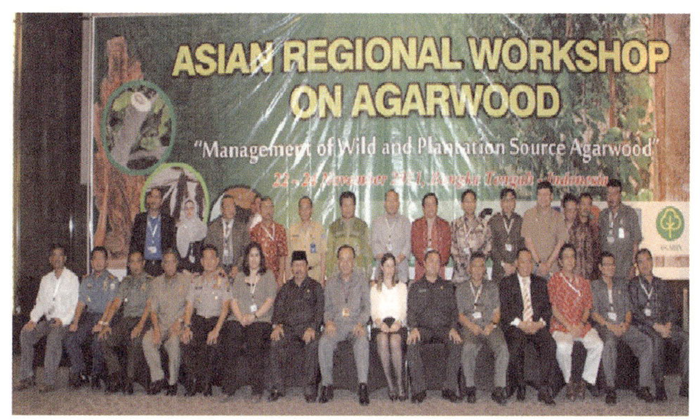

인도네시아 및 말레이시아 등의 국가에서는 자국민의 소득을 증대시킬 목적으로 국가차원에서 인공재배 등 침향나무에 대한 연구가 활발하며, 그 사용량도 많다(중국도 침향에 대한 연구가 활발하며, 인공재배 침향기술은 세계최고이다).

현재 기남침향도 인공재배가 일부 이루어지고 있다. 물론 야생기남침향과 비교될 정도의 품질은 전혀 아니다. 또한 재배 과정 중에 가짜 기남을 만드는 기술로 악용되고 있는 것이 현실이다.

4) 도가(도교)와 침향

침향은 호흡과 이를 통한 내식(內息·인체 내부의 호흡)의 운행을 중시하는 도가에서 수행을 위한 필수불가결한 존재로서 중요하게 여겨진다. 복용하는 침향이나 연기 또는 침향덩어리에서 발산되는 기운을 흡입해 기공 수행을 돕는 것이다.

도가의 향도는 중국의 노장사상이 등장한 춘추전국시대에 기반을 갖추고, 도가사상이 성했던 한나라 시대에 들어와 크게 발전했다. 이후 불교의 전래와 함께 불가의 향도와 접목되면서 그 내용에 더욱 깊이가 더해졌다. 도가에서 향료는 각종 선단(仙丹)을 만드는 약재이자, 기의 순환을 돕는 기공의 보조재, 그리고 명상의 동반자로 널리 사용됐다. 그뿐만 아니라, 중국 고대 도가경전인 황정경(黃庭經)에는 향을 피워 놓고 기를 운행하는 방법에 대한 기술이 적혀 있다.

북송시대, 황정견이 말한 '향의 열 가지 덕(香之十德)'은 유가가 추구할 수 있는 향도의 극치를 보여 준다. "조상을 감격시키고, 심신을 청정하게 하며(청정자심·淸淨自心), 더러움을 떨어 버리고(능제오예·能除汚穢), 잠을 이루게 하며(능각수면·能覺睡眠), 고요함과 친구가 되고(정중위우·靜中爲友), 세상사의 번잡함 속에서 여유를 즐길 수 있으며(진리윤한·塵理倫閑), 많아도 싫지가 않고(다이불염·多而不厭), 적어도 만족할 수 있으며(과이위족·寡而爲足), 오래 두어도 낡지 않고(구장불후·久莊不朽), 항상 써도 장애가 되지 않는다(상용무장·常用無障)."

유가의 향도를 언급하면 얼핏 제례의식을 떠올리기 쉽다. 하지만 유가의 향도는 불교와 도교의 향도와 접맥되면서 성찰을 위한 중요한 도학으로 승화됐다. 성리학이 발달한 송나라 시대, 황정견뿐만 아니라 소동파(蘇東坡), 남송의 주희(朱熹) 등 문학과 철학의 거장들이 향을 예찬하는 시를 썼다.

역사적 가치

1) 한국 역사 속의 침향

시대	사용내용	비고
삼국시대 452년 671년 751년 834년	눌지왕 시절, 아랍인 묵호자가 향을 피워 치료 일본왕의 병에 문무왕이 침향을 하사 불국사 석가탑 사리함에 침향이 복장됨(국보 지정됨) 왕족 외는 침향을 사용할 수 없게 함	
고려시대 1079년 1151년 1163년 1308년 1360년 1361년 1365년	 문종의 중풍치료를 위하여 송나라에서 침향을 주재료하여 약재를 다량으로 보내옴 침향나무로 관음불상을 제작 송나라에서 침향을 선물 태국에서 침향 5근을 선물 원나라에서 침향을 보내옴 원나라에서 침향을 보내옴	고려 시대는 중국 송나라의 직접적ㅈ인 영향으로 향문화가 일반 백성에게까지 크게 유행하였으며, 고려 시대 정부 예산의 상당부분이 향의 구입에 사용되었다. 침향은 왕족 및 귀족의 전유물로 사용되었다.

1376년	원나라에서 침향을 보내옴 홍건적이 부산용궁사 나옹스님에게 침향을 선물	
조선시대 1404년 1406년 1423년 1523년 1805년 1900년	명황제가 침향5근을 포함하여 각종 약재를 태종에게 선물함 명황제가 기남침향(가남)과 일반 침향 등을 주요 약재를 태종에게 선물 세종이 침향구입관료에게 비싼 값을 주더라도 왜에게서 침향을 구입할 것을 지시 중종이 영의정 김전의 중병치료를 위하여 침향을 하사(침향강기탕조제) 국가제전시만 침향을 사용 영조의 초상화 아래 위를 침향목으로 만듦	침향은 왕 및 왕족의 전유물로서 주요한 국가제전에만 침향을 사용하였다. 일부 권문세가에서도 사대부의 귀족문화로 사용되었다. *침향을 보기 어려웠던 일반 백성은 향나무를 오랫 동안 바닷가에 묻어두면 침향이 된다는 믿음을 갖고 있었으며, 실제로 바닷가에 향나무를 묻었다(성호사설).
근대및현대 1900년 이후 1980년 1980년 이후 현재	침향 등을 사용한 향문화가 어려운 나라 사정과 함께 완전히 단절. 일부 스님들에 의하여 향문화가 근근이 유지 경제성장과 함께 일부 부유계층에서 일본 및 베트남에서 수입한 향제품 및 침향을 약재등으로 사용 침향을 비롯한 향제품을 생산하는 회사가 10여 개 되나 대부분 영세함. 일부 국산재료를 사용하는 뜻 있는 향전문회사도 존재. 단, 침향을 사용한 양질의 침향제품은 고가에 진짜 원재료를 구하기 어려워 매우 적음	일제시대 이후 일본의 향문화가 일부 계층에 유입되었다.

···› 한국 역사에서 침향은 희소하여 왕 및 일부 귀족계층에 한하여 사용되었다.

2) 중국 역사 속의 침향

중국의 향문화는 약 2,500년의 역사를 가지고 있다. 그 역사 속에서 침향은 향 중의 왕(침향·단향·사향·용연향)으로서 당나라 이후 본격적으로 중국 황제와 귀족계층에서 약재 및 향재료서 널리 애용되어 왔고, 현재까지도 많은 사람에게서 사랑받고 있다.

그러나 2천 년 이상 남벌되어 사용되어 온 이유로, 중국의 고유의 침향인 해남도·광동·광서·운남·복건·홍콩 등(대만은 원래 야생침향이 생산되지 않으나 현재는 재배침향이 있음)의 야생침향은 이미 거의 사라지고 없으며, 인공재배 침향이 대량으로 식재되어 약용 및 문향재료로 일부 사용되고 있다. 하지만 실제 약재시장 등 침향시장(온라인시장 포함)에서는 재배침향도 구하기 쉽지 않고, 대부분 가짜인 침향이 대량으로 거래되고 있는 실정이다.

시대	사용내용	비고
한나라 (기원전 202년~ 서기 220년)	식물위주의 향료가 모기, 곤충방충 및 전염병예방 등으로 사용됨. 서한중엽에는 서역지역 및 동남아의 용연향, 소합향 등이 황족과 사대부계층에서 크게 유행함. 이에 따라 향로가 크게 발전하였음. 그 대표적인 것인 박산로(博山爐). 한무제때 크게 역병이 돌았는데, 수도인 장안성 백리에 향의 냄새가 90여 일 동안 진동하였다는 기록 존재	*침향이 언급된 문헌: 동한시대의(서기 25년 ~220년) 교주이물지(交州異物志) "침향이란 밀향(蜜香)으로서 나무뿌리를 채취하여 오랜 기간 경과 후 중심이 검정색으로 침수되는 것이다." 기타 한무내전(漢武內傳) 및 태평어람(太平御覽) 등에 침향의 사용기록이 있음

위진남북조 및 삼국시대	불교의 보급과 왕성한 발전과 함께 주요한 공양물로서 향이 중요한 위치를 차지. 향문화가 귀족계층에서 서민계층까지 일반화	*나관중의 삼국지에도 침향에 대한 언급이 여러 번 언급
수·당나라 (서기 581년~907년)	수양제의 경우 침향을 매우 많이 사용한 황제로 알려져 있으며, 수황제가 이동시 십 리 앞에서도 침향의 향기를 맡을 수 있었다고 함 당나라는 중국 역사 이래 가장 번성한 시기로, 침향 등 귀중한 향재를 본격적으로 많이 사용	*당현종과 양귀비를 주제로 이태백이 지은 시에도 침향정(침향으로 지은 정자)이 등장 *향승(香乘)에 해남도침향에 언급
송나라	불교가 가장 융성했던 시기로, 국가 예산의 25% 정도가 향재료 구입에 사용 향료의 수입과 관련한 수입이 재정의 큰 부분을 차지하고, 향료에 대한 정부의 전매가 실시 침향 등을 주재료하여 다른 재료와 합향하는 향문화와 사대부 스스로 제작한 향을 가지고 서로 시합하는 투향(鬪香)문화 존재 향문화는 송나라 사대부에게 있어서 그림과 글, 꽃감상 등 4대 문화로 자리잡음 소동파의 경우 4년을 중국해남도에 보내고 해남침향을 위한 시도 지음(문향 중에 눈 내리는 속에 핀 매화의 모습을 묘사)	*송사지리지(宋史地理志), 노학필기(老學筆記)에 침향 등 향료 사용 문화 및 진상의무 등에 자세히 기록됨 *소동파(蘇東坡북송, 1037~1101)의 권농(勸農) 시에도 해남도 침향의 남벌로 인한 고갈과 채취관리의 탐욕에 대하여 언급 북송, 장택서의 그림 청명상하도(淸明上河圖)중에는 침향 및 단향 등을 파는 전문 향가게가 그려짐 *본초연의(本草衍義)에 중국본토의 침향에 대한 언급
원나라	원나라 이후 지금 형태의 선향이 제작되기 시작 *선향은 문향으로는 비교적 적합하지 않다.	선향은 주로 일반 서민계층에 사용되었고, 이후 선향이 현재까지 주로 사용.

	향로문향이 침향을 제대로 문향하는 방법이다.	향도의 재료는 선향이 아닌, 침향편이나 침향가루가 사용
명나라	단향이주의 향재료가 주로 사용 명나라 초기의 경우 쇄국정책과 함께 수입침향 등의 사용을 엄격히 제한하고, 중국 내 향재료만을 사용하도록 함 명말기에는 침향 등에 대한 수입 정책이 완화되고, 마카오가 중요한 집산지 및 교역지가 됨	
청나라	향문화가 귀족계층부터 일반 백성에게까지 보편화	홍루몽(紅樓夢)에서도 침향의 하사 등 향문화에 대하여 기술 *진명구(陳銘摳)의 해남도지(海南島志)에서는 남벌과 지나친 진상으로 인한 해남도 침향이 매우 희소하여 기남보다 구하기 힘들다고 표현
근대 및 현대	청나라 말 이후 중국의 향문화는 어려운 중국의 사정과 함께 단절 중국과 대만이 분리된 후 대만에서 향문화가 명맥을 유지 1990년 이후 중국경제가 본격적으로 성장하면서 일부 부유층으로 시작하여 침향이 본격적으로 사용 현재에는 중국의 정치·문화·기업의 리더층에게서 크게 유행하며, 일반인 사이에서도 유행하기 시작	*유명한 인터넷기업인 알리바바의 마윈회장도 침향매니아로, 침향클럽을 항저우시에서 직접 운영 중 *향도의 경우, 일본과향도를 역수입하여 개량하여 사용하고 있으나 표현에 있어서 도나 혼이 실리지 않고, 지나치게 화려한 표현과 격식에 치중하는 경향

3) 일본 역사 속의 침향

한중일 삼국 가운데 고대부터 현재까지 침향을 가장 귀하게 여기는 국가는 일본이다. 불교의 전래 전후 침향이 일본에 알려지기 시작했고, 차도와 더불어 향도는 왕족 및 무사계층 등 일본 지배계층의 고급문화의 대표였다. 특히 향도의 최고의 재료인 침향의 경우, 일본 왕과 막부등이 신하에게 공이 있을 때만 조금씩 하사할 정도로 귀한 것이었다.

일본의 향도는 15세기부터 본격적으로 발전하여 3세기 이상 융성하여, 향도의 유파가 무려 100여 개 이상이 될 정도로 발전하였으며, 그 역사적 기록 또한 방대하다. 향도의 학습기간도 유파에 따라 많게는 10년 이상이 걸리는 경우도 있었다. 조선 시대에도 일본 상인에게서 상당부분의 침향을 조달하여 사용했다.

현재 일본의 향도는 부강해진 중국에 역수출되고 있다. 단, 근현대의 일본향도는 향도라는 전통은 유지되고 있으나, 향재에 대한 이해가 과거에 미치지 못한다. 특히 1900년대 이후 인체에 유해한 각종 인공향료를 혼합하여 향을 제조 및 수출하면서, 그 옛 모습을 상당 부분 잊어버렸다. 일본의 많은 향회사가 현재 수출하는 선향의 경우, 천연재료는 적고 대부분이 화학향으로, 문향해서는 안 되는 것들이다. 일본의 향산업은 거꾸로 가고 있는 것으로 보인다.

연대	사용내용	비고
서기 595년	일본서기에 침향이야기가 최초로 서술됨	
서기 756년	일본 동대사(東大寺) 정창원에 국보로 보관되고 있는 최고의 침향 '가라(기남)'(길이 150㎝ 전후, 넓이는 최대폭 37㎝, 무게는 13㎏이었으나 역대왕과 신하들이 조금씩 나누어 써서 현재 11㎏ 전후)	일본 왕족과 지배계층의 무사에게 있어서 침향은 가히 그 가치를 논할 수 없을 만큼 귀한 향재료였음
서기 1606년	덕천가강(德川家康)이 점성국왕(현베트남)에게 최고급침향을 공급하여 주기를 요청하였고 이에 점성국왕이 27관과 침향50관을 덕천가강에 공급함(1관은 3.75㎏)	일본의 경우 무역을 통하여 베트남·캄보디아·인도네시아·태국·인도 등 각국의 침향을 활발하게 교역
서기 1624년	세천가(細川家)의 침향 구입 이야기 두 무사가 침향을 주인의 명으로 구입하러 가서, 목숨을 걸고 침향을 구입하는 이야기가 전해옴 일본왕이 그때 구입한 침향에 대하여 '백국(白菊)'이라고 명명함	일본인이 침향에 침착하는 단적인 이야기
1900년대 이후현재	전통향도의 경우, 지금까지 그 명맥을 유지하고 있으나, 침향에 대한 이해는 과거에 못 미치고, 나아가 선향제품에는 인체에 유해한 인공화학성분이 많이 혼합되면서 오히려 전 세계에 나쁜 선향을 수출하는 대표적인 국가로 전락	일본향 제조사의 경우 100년 이상되는 회사가 여러 곳 있으나, 그 명성은 과거일 뿐 지금은 충분한 검증 후 사용할 필요

의학적 가치

1) 침향과 현대의학

출처	효능	비고
말레이시아 국제대학의 연구 Screening of anticancer activity from agarwood essential oil Yumi Zuhanis Has-Yun Hashim, Abbas Phirdaous, Amid Azura Department of Biotechnology Engineering, Kulliyyah of Engineering, International Islamic University Malaysia, Gombak. P.O. Box 10, 50728 Kuala Lumpur, Malaysia	암(Cancer) 말레이시아 말라센시스 침향종에서 추출한 침향유에서 암치료에 유효한 성분이 있다고 발표하고, 추가 연구 조사 필요성을 언급 (Results: The agarwood essential oil caused reduction of the cell number in both the cell viability and attachment assay suggesting a cumulative effect of the cell killing, inhibition of the cell attachment and or causing cells to detach. The agarwood essential oil showed IC 50 value of 900 µg/ml towards the cancer cells.	*말레이시아 대학 연구자료는 시료가 말레이시아산 침향유로 언급하여 말라센시스침향종으로 판단됨

Date of Submission
07-Mar-2014

Date of Decision
21-Mar-2014

Date of Web Publication
16-May-2014

-미국물질특허,
2012.5.1(특허공개일),
2009.12.29(특허출원일)
특허번호: US8168238B2
발명자: Ching-Chiung
Wang, Lih-Geeng Chen,
Ting-Lin Chang, Chi-
Ting Hsieh
최초출원인: Taipei Medical
University

Identification of
cucurbitacins and assembly
of a draft genome for

Conclusion: The agarwood
essential oil exhibited
anticancer activity which
supports the traditional use
against the inflammatory-
associated diseases.
This warrants further
investigation towards the
development of alternative
remedy towards cancer)

-아갈로차종 침향에 다량포함
한 큐커비타신이라는 물질이 암
세포를 죽이고, 암을 치료하고, 예
방에 효과적임을 발표함
The invention discloses
an ethyl acetate layer
of methanol extract of
Aquilaria hulls for killing
cancer cells and treating/
preventing cancers and
its uses. The extracts
of Aquilaria hulls has
an significant amount of
cucurbitacins and these
cucurbitacins are effective
in killing cancer cells and
treating/preventing cancers

침향이 항암효과가 있는 큐거비
타신을 다량포함하고 있다는 논
문

Agarwood contains high
cucurbitacin content

아갈로차침향
종을 시료로
사용함

Aquilaria agallocha(2014), BMC Genomics Chuan-Hung Chen14†, Tony Chien-Yen Kuo12†, Meng-Han Yang5, Ting-Ying Chien6, Mei-Ju Chu1, Li-Chun Huang1, Chien-Yu Chen27, Hsiao-Feng Lo3, Shih-Tong Jeng4 and Long-Fang O Chen1	The strain of A. agallocha used in this study was originally derived from Myanmar and domesticated in Taiwan, after import. In vitro materials from this strain were analyzed using LC-ESI-MS where the presence of cucurbitacin I and E were detected (Additional file 1: Figures S1 and S2 respectively). After identification, in vitro callus, shoot and plant materials were analyzed for cucurbitacin E and I content (Figure 1a) where it was seen to be most abundant in in vitro plant. To the best of our knowledge, the cucurbitacin I content from in vitro A. agallocha produced agarwood is significantly higher than in any other Chinese medicinal herb studied previously, with an average concentration of 334.62 μg/g observed in this study as compared to previously reported concentrations of 0.55 μg/g and 25 μg/g from studies by Afifi et al. and Wu et al. respectively	
황원덕 학술지 대한한방내과학회지 제25권 제2호 (2004. 6)	慢性 腎不全에 대한 沈香의 臨床適用 報告 A Report on Clinical Application of Chenxiang	

pp.368-378 1226-9174 KCl	about Chronic Renal Failure 만성신부전에 유효한 약효성이 있음을 연구함	
마모루 Kakino[1] 츠요시 스기야마[2], 히토미 Kunieda[2], Shigemi 타자[3], Hiroe 마루야마[3], 가즈히로 츠[1], 요코 아라키[3], Masamitsu Shimazawa[1], 켄지 이치하라[3], 모리 히로시[2] 와 히데아키하라[(1)]* 분자 약리학, Biofunctional 평가학과, 기후 약과 대학, 기후 501-1196, 일본	장내 건강 및 부패독소 감소 Agarwood (Aquilaria Crassna) 추출물이 실험쥐의 고단백질 고지방 다이어트에 의한 장내 부패 독소를 감소	베트남 침향인 크라스나 침향종을 원재료로 사용함
김태룡 학위논문사항 : 학위논문 (석사) - 서울대학교 대학원 : 약학과 2013. 2	미백활성 침향(Aquilaria malaccensis)은 팥꽃나무과 (Thymelaeaceae)의 침향나무에 수지가 침착된 것으로, 주로 동남아시아와 중국 및 뉴기니에 분포하고 있다. 특유의 냄새 때문에 전통적으로 향료나 향기를 이용한 치료에 사용되어 왔으며 복용 시에는 천식이나 구토, 복통에 효과가 있다.	인도네시아 및 말레이시아에서 채취도는 말라센시스 침향종을 시료로 사용됨

학위논문(박사) - 서울대학교 대학원, 약학과 약품분석학전공, 2012.2. 지도교수: 박정일 서울대학교 대학원, 2012.2	Chemical constituents and biological activities of Aquilaria malaccensis = 침향의 성분과 생리활성 연구 / Wu Bo 침향의 특정성분이 인체의 생리활성에 유효함	인도네시아산의 말라센시스종 침향을 시료로 사용함
Mushroom Science : Studies and Applications on (Shun Xing Guo),2013	Anti HIV 침향이 항 HIV-1 효과가 있음 Endophytic fungi, Medicinal plants, Agarwood induced by fungus, Anti-HIV-1 integrase agent Pure fungal cultures were successfully obtained using tissue isolation method. 1313 endophytic strains were isolated from 43 samples of Dendrobium. Fungal colonization rate and fungal isolation rate are different in each Dendrobium plant. The endophytic fungi existed in Dendrobium plants have the character of diversity, and the coefficient of diversity was from 1.75 to 4.33. Based on the morphological characteristics, these fungi were divided into ten distinct morphotypes. The fungal induction agarwood and dragon's blood meterials can be	

used as substitutes for natural medicines. A total of 52 endophytic fungi were isolated from roots and stems of Tibetan medicinal plant Phlomis younghusbandii Mukerjee. These fungal isolates were molecularly identified based on ITS sequnces and 28S sequences distributed to 12 genera, including Phoma, Chaetosphaeronema, Fusarium and Leptosphaeria, etc. Among them, the dominant genus was Phoma. Extracts of all strains were evaluated for anti-HIV-1 integrase activity by The results showed that seven samples from five fungal endophytes PHY-24, PHY-38, PHY-40, PHY-51, PHY-53, which belonged to genus Chaetosphaeronema, inhibited strand transfer reaction catalyzed by HIV-1 integrase with IC50 values of 6.60, 5.20, 2.86, 7.86, 4.47, 4.56 and 3.23 μg?mL?1 respectively. In conclusion, the endophytic fungi of Phlomis younghusbandii Mukerjee are valuable for further screening anti-HIV-1 integrase agents.

2) 침향과 한의학

출처	효능	비고
명의별록 (名醫別錄)	요풍수독종(遼風水毒腫), 거악기(去惡氣)	종기 및 사기제거 등
도홍경 (陶弘景)	요악핵독종(療惡核毒腫)	암치료에 유효
해약본초 (解藥本草)	주심복통(主心腹痛), 곽란(霍亂), 중악(中惡), 청신(淸神), 병의주주복지, 제창종의입고용	심혈관질환 및 위장질환 등 유효
일화자본초 (日華子本草)	조중(調中), 보오장(補五臟), 익정장양(益精壯陽), 토사(吐瀉), 냉기(冷氣), 냉풍마비(冷風麻痺), 심복통(心腹痛)	오장보충, 양기보강, 토사, 냉기마비, 심장통, 복통 유효
진주리 (珍珠裏)	보신(補腎), 거악기(去惡氣), 조중(調中)	신장을 보하고 사기를 제거, 소변에 힘이 없는 경우에 유효
본초강목 (本草綱目)	치상열하한(治上熱下寒), 기역천식(氣逆喘息), 대장허폐(大腸虛閉), 소변기림(小便氣淋), 남자정냉(男子精冷)	모든 기병 및 정력
의림찬요(醫林纂要)	견신(堅腎), 보명문(補命門), 온중(溫中), 조비습(燥脾濕), 사심(瀉心), 강역기(降逆氣), 범일체불조지기(凡一切不調之氣), 병치구금독리사악냉한(並治噤口毒痢邪惡冷風寒)비	신장, 냉병, 상기 등에 유효함
본초재신 (本草再新)	치간울(治肝鬱), 강간기(降肝氣), 화위기(和胃氣), 소습기(消濕氣), 이수개규(利水開竅)	간 및 위장에 유효
동의보감 (東醫寶鑑)	난위겸축사강기위기(煖胃兼逐邪降氣衛氣)	위장을 따뜻하게 하고, 사기를 몰아냄

필자의견	침향의 약성 기남침향 · 홍토침향 · 황토침향 〉 일반 침향 노인이나 어린이게는 토침향이 더 적합	홍토침향은 자연에서 법제되어 가장 우수한 약성이 있다고 판단됨

한의학의 이론적 근거는 거슬러 올라가면 사서삼경 중 공자가 가장 많이 읽은 역경에 그 근거를 두고 있다. 음양의 조화를 통한 건강을 추구하는데, 침향은 따뜻한 성질을 가지며, 쓰고, 시원하고, 달콤하고, 시고, 맵고, 짠맛 등 다양한 맛과 향기가 오장육부와 관련되며, 향본연의 특성에 의해 막힌 곳을 뚫으며, 자음양기의 대표약재라고 이해된다.

결론적으로, 침향은 현대의학 및 한의학 모두에서 여러 질병에 높은 약용가치를 지닌 것으로 판단되고 있다.

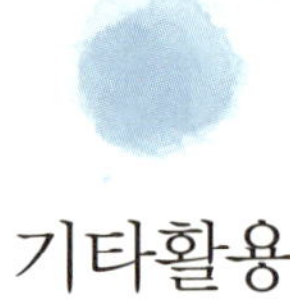

기타활용

1) 침향유

시중에 판매되는 침향유 역시 대부분 저급 품질이거나 가짜 침향유이다. 침향유의 재료가 되는 침향은 수지함량이 적은 인공재배침향이거나 합성 침향유이다. 따라서 침향유는 가급적 권하지 않는다. 고급침향을 가지고 침향유를 만들지 않기 때문이다.

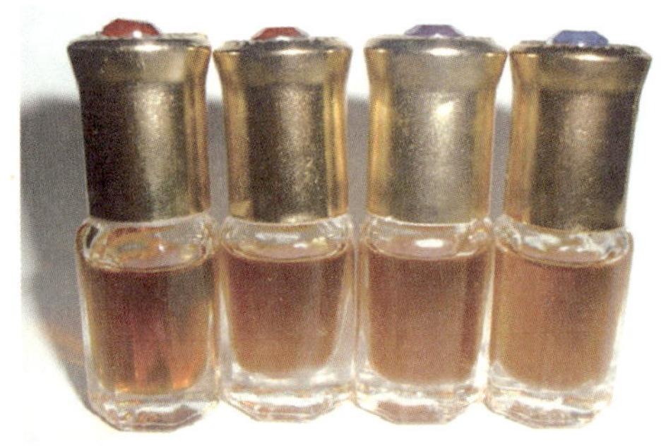

침향유(정제가 덜 된 중급)

그래도 사용 가능한 침향유는 1㎖를 기준으로 약 30만 원 이상이며, 그 이하 가격의 제품은 진위여부 및 그 품질에 대하여 고심해야한다. 그리고 맑고 투명한 제품이 정제가 잘된 제품이며, 손등에 바를 경우에는 은은한 좋은 향이 하루 종일 지속된다. 지나치게 진하거나 역한 냄새가 나는 것은 피해야 한다. 진짜 침향유는 상처에 바르면 상처의 흉터가 거의 남지 않는 등 인체의 회복능력을 배가시키는 작용을 한다.

2) 침향차

시중에 침향차를 마시거나 침향분말 등을 먹는 경우가 종종 있다. 현재 중국·대만·베트남·말레이시아 등에서 각종 침향차가 판매되고 있으며, 각국으로도 수출되고 있다. 그런데 침향차로 마실 수 있는 침향의 품종은 3~4종에 그치며, 그 수량도 희소하므로 저가의 침향차는 신뢰도가 매우 떨어진다고 할 수 있다. 침향차로 사용할 정도가 될 침향은 g당 최소 5만 원 이상은 주어야 한다.

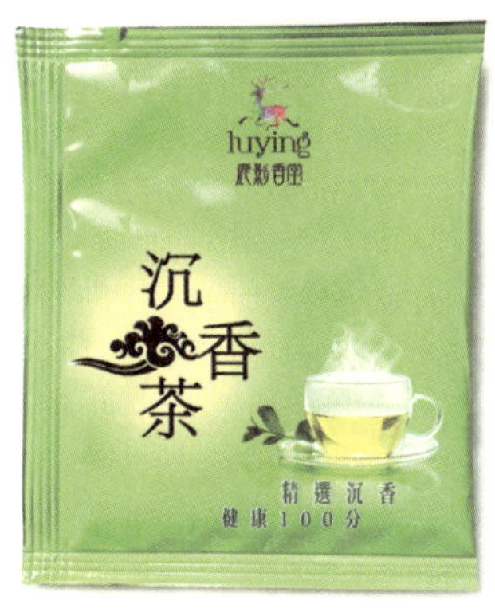

침향차는 음용에
매우 신중하길 권고한다.

차로 마실 정도가 되려면 최고등급의 침향 등을 써야 하나, 현실적으로 고가의 침향을 사용하여 차를 만드는 것은 상업적으로 쉽지 않기 때문이다. 그리고 침향에 대하여 잘 아는 한의사와 상담 후 사용하기를 바란다. 침향덩어리가 아닌 침향잎을 사용한 침향차의 경우에도, 복용은 반드시 침향에 대하여 잘 아는 한의사와 상담후 복용하길 바란다.

⑴ 음용 가능한 침향

진짜 침향차의 경우, 단맛과 좋은 향기가 난다. 가능하면 최고 등급의 야생침향(안전한 일부 양질의 재배침향도 가능)을 사용하여야 한다. 베트남, 캄보디아 및 중국계열의 침향을 사용할 것. 단, 현재 야생침향은 채취 원산지 대부분 국가 모두에서 불법이므로 구하기가 어려움을 인지하여야 한다. 시중에 유통되는 것은 인공재배 침향이거나 가짜가 대부분이다.

⑵ 절대 음용할 수 없는 침향 및 부작용

베트남, 캄보디아 및 중국침향 등을 제외한 인도네시아 및 말레이시아 등의 침향은 음용을 권하지 않는다. 왜냐하면 그 성질이 열성이 강하여 바로 코피가 나거나 이가 붓는 등의 반응이 나타나기 때문이다. 한국약전, 베트남약전, 중국약전(대만 포함) 등에서 약용 가능한 것으로는 베트남, 캄보디아 일부, 라오스 일부, 태국 일부 및 중국 일부 침향 뿐이다. 차를 마셨을 때 입안과 목구멍이 칼칼하고, 쓰고, 차의 향에 거북함이 느껴지면 즉시 마시지 말아야 한다.

가짜 침향차를 먹었을 경우 대표적 부작용은 코피 출혈, 이가 붓거나, 두통, 복통, 두드러기, 신체마비 및 설사 심지어 기절현상 등이다(절대 명현반응이 아니다). 진짜 침향차의 경우, 복통 및 설사 등과 같은 증상이 결코 나타나지 않는다.

(3) 침향차 음용방법

먼저 침향제품을 깨끗하게 씻어서 그늘에서 완전히 말린다. 그리고 끓는 물에 30초~ 1분정도 담가 표면에 붙은 잡세균을 죽이고, 다시 꺼내서 그늘에서 완전히 말린 후, 뜨거운 물에 침향을 담가서 차로 마실 수 있다. 참고로, 양질의 보이차 찻물로 좋은 침향이나 기남을 사용한다면, 보이차의 맛과 향이 많이 업그레이드 된다.

주의사항

침향 표면에 반짝반짝이는 부분은 침향수지가 아니고 침향이 없는 목질을 제거하기 위한 화학약품이므로, 반드시 칼로 제거한 뒤 차로 사용해야 한다.

(4) 진짜 침향차 vs 가짜 침향차

	진짜 침향차	가짜 침향차
차의 맛	달콤한 맛이 주로 있으며, 기타 시원한 맛과 매우 엷은 나무 맛	쓰거나, 칼칼한 맛, 목질의 맛이 강하고, 거북한 맛으로 목 넘김이 쉽지 않음
차의 향	달콤한 향기, 시원한 향기 및 꽃향기 등 기분 좋은 오묘한 향기 발생	인공향수 냄새, 역한 화학제품 냄새, 비린 냄새 등

차의 색깔	매우 연한 황금색 내지 투명한 색 *색은 천천히 우러나옴	진한 황금색 및 적색, 검정색 등 *색이 빨리 우러나옴
신 체 및 정신반응	아랫배가 따뜻해지며, 온몸에 온 기가 퍼지며 몸과 마음이 편해짐	입안과 목이 칼칼하고, 두드러기, 설사 및 복통 등 발생

3) 침향주

침향주(특히 기남침향주)의 향기와 맛은 화학향이 가미된 그 어떤 술이나 고급 양주나 포도주와도 비교할 수 없는 오묘한 향기와 맛이 날 뿐만 아니라 분명히 약성이 있다. 이는 역사적으로도 이미 검증되었다.

단, 아쉽게도 필자가 본 각국에서 유통 중이거나 개인이 담그어 마시는 침향주 대부분이 오히려 몸에 해로운 유사침향목이거나 가짜침향, 저급침향을 재료로 한 것이라는 사실이다. 따라서 현재 중국과 대만 등에서 여러 종류의 침향주가 판매되고 있으나 복용에는 신중을 하시길 바란다(현실적으로 고가의 재료를 사용하여 대량생산할 수 없다).

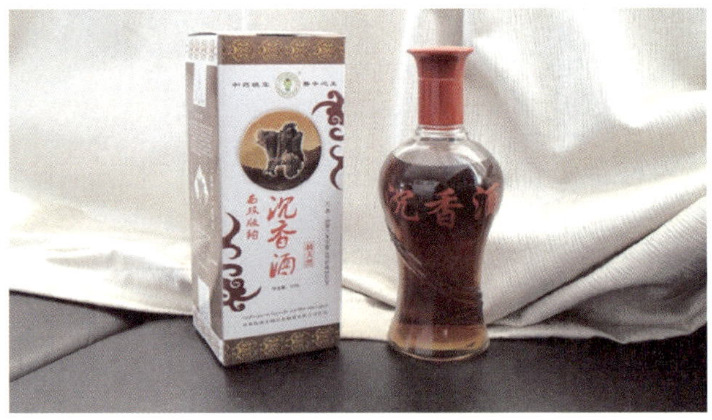

중국에서 판매되는 침향주

사용된 침향재료에 대해 강한 의구심이 든다. 일단 몇 십만 원 이하의 침향주라고 하면, 가짜라고 의심해도 무방하다. 가짜 침향주의 경우, 상기와 유사하게 색깔이 진한 적색이나 검정색에 가깝다. 진짜 침향주는 연한 황금색(또는 호박보석색)이나 아주 연한 적색에 가깝다. 시중에 가짜 침향으로 만든 침향주가 많이 유통되거나 소장되고 있다. 침향에 대하여 정확히 알기 전까지는 함부로 침향주를 음용하지 말 것을 강하게 권고한다.

(1) 침향주의 효능 및 복용방법

침향을 탕약으로 할 경우, 우수한 약효성분이 상당 부분 휘발한다. 그래서 술로 유효성분을 추출하여 복용할 경우에 더욱 효과를 볼 수 있으며, 술이 훌륭한 전달자 역할도 한다. 침향주는 주요 경맥에 통하여 기혈의 막힘을 뚫고, 나가며 원기를 배양하고 지킨다[入通百脈, 能行五腸].

그리고 기남침향주는 주요 경맥에 바로 통하여 기혈의 막힘을 능히 뚫고 나간다. 베트남 및 중국 등에서는 자고 이래 최고의 약주로 인정하였다. 기남침향주은 특히 약효성 및 즉효성이 강하므로 복용에 신중을 기하여야 한다. 복용 시 작은 소주잔으로 반 잔 이하 소량을 하루 2회 정도 복용할 것을 추천한다.

(2) 침향주 만드는 방법

수지가 풍부한 야생침향을 물에 작은 솔로 잘 씻고, 끓는 물에 30

초 이상 살균한 후, 그늘에서 완전히 말린 후 도수가 강한(최소한 40도 이상) 술에 담근다. 술은 희석식 소주는 안 되며, 최소 안동소주 등 도수가 높은 증류식 소주를 사용하거나, 인공향이 가미되지 않은 중국 백주를 사용한다(아쉽게도 현재 중국 백주대부분은 인공향이 가미됨).

필자경험으로는 무색·무취·무미의 오리지널 보드카를 권한다. 보드카에 담그었을 경우, 침향이나 기남침향의 호박보석 색깔의 아름다운 색, 독특한 향기와 맛이 술에 배어 나온다. 정말 그 오묘한 맛과 향은 말로 표현하기가 쉽지 않다.

단, 침향주 보관 시 주의할 사항이 있다. 침향주는 담근 후 최소 6개월 이후 음용할 것을 권하며, 오래될수록 좋다.

(3) 가짜 침향주 음주 후 부작용

머리가 아프거나 어지럽고, 이가 붓거나(상기증상), 두드러기, 지속적인 설사, 신체마비, 기절 등을 동반한다. 이는 명현반응이나 기반응과는 무관하다. 진짜 침향주는 이런 증상이 없으며, 침향의 약성이 술과 함께 온몸에 서서히 확장해 가는 것을 기분 좋게 그리고 부드럽게 느낄 수 있다.

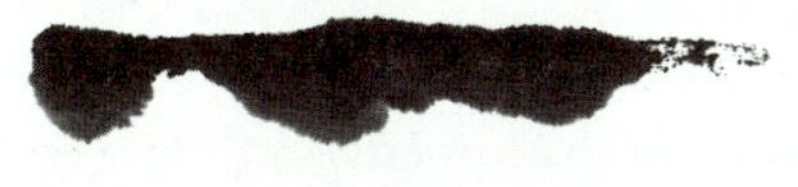

부록_침향처방

「이 글은 다움한의원 배한호 한의사가 그의 블로그에 실은 것을 일부 수정하여 옮긴 것입니다. 이 글을 실을 수 있도록 허락해 준 배한호 한의사에게 다시 한 번 감사의 인사를 전합니다.」

우리나라 암 중 가장 높은 사망률을 자랑하는 것이 바로 폐암이다. 침향은 이러한 폐병의 숨은 명약이다. 폐암의 가장 효과적인 치료법에는 두 가지가 있는데, 첫 번째 방법이 침향분말의 복용이며, 다른 하나는 흡향이다. 이는 폐병뿐만 아니라 후두암과 설암, 위암, 난소암, 림프암 등에 더 효과를 나타내는 것으로 보인다. 물론 가장 중요한 것은 금연과 절주, 운동 그리고 현미채식이다.

1) 침향강기산(沈香降氣散)

침향강기산은 조선왕조실록에도 등장하는 처방이다. 현대 의학적으로 고지질과 콜레스테롤 수치가 높아 혈관이 막히거나 좁아져 기혈이 통하지 못할 경우, 고혈압과 동맥경화를 불러온다. 이때 침향강기산은 상하의 기혈의 조절을 순조롭게 한다. 즉, 기가 막힌 것과 어느 한 부분에서 울체된 상태를 풀어 통하게 해 주므로 심장과 뇌의 모세혈관에 혈액의 공급을 원활하게 한다.

그뿐만 아니라 위내의 담이 가슴 밑으로 정체되어 맥이 가늘어지고 기운이 떨어지며, 이에 따라 상 복부 전체가 답답하므로 호흡이 가빠져, 결국은 위염을 동반하며 신물이 넘어와 토하게 된다. 여성의 경우에는 생리불순을 초래하여 하복부가 끊어질 듯 아픈 통증을 느끼게 되는 증상에 효과적으로 사용할 수 있는 처방이다.

2) 침향호박산(沈香琥珀散)

신장기능이 허하면 방광에 열이 축적되고 스트레스를 많이 받거나 분한 노기(怒氣)가 많이 쌓이면 신장의 기가 울결(鬱結)된다. 또 소변을 오래도록 자주 참거나 지나친 성관계로 피로가 쌓이면 역시 신장에 무리가 간다. 이 처방은 위의 증상과 소변의 배설이 원활하지 못하여 발생하는 방광염과 세균성 전립선염으로 시원스럽게 소변을 보지 못할 뿐 아니라 소변을 본다 하더라도 찔끔찔끔거리며 잔뇨감으로 불쾌할 때 사용하면 효과적이다.

3) 침향전환(沈香煎丸)

여성들의 생리기능 이상은 대부분 몸이 냉하기 때문에 발생한다. 따라서 이 처방은 여성들의 생리기능을 따뜻하게 하여 월경을 순조롭게 할 뿐만 아니라 자궁기능 이상이나 자궁염증, 생리통 등을 다스리며, 혈액 순환과 신진대사를 촉진시킨다.

4) 침향자석환(沈香磁石丸)

정신적으로 과로를 하거나 심하게 긴장을 하면, 상체 쪽은 열하며 하체 쪽은 냉하게 된다. 즉, 상체는 기능이 항진된 상태가 되지만 하체는 기능이 저하되는 것이다. 상부의 기능이 항진되므로 기와 혈이 몰려 뇌신경의 순환을 막아 시계(視界)에 이상을 주게 되므로 어지럽거나 물질이 겹쳐 보이기도 한다. 이에 따라 귀 신경에도 영향을 주므로 이명이 발생하거나 잘 들리지 않게 된다. 우리가 흔히 열을 받는다든가 심하게 화가 나는 경우, 어지럽고 착시현상과 함께 아무 말도 들리지 않을 때가 있다. 이런 증상에 침향자석환이 효과적이다.

5) 침향청심환(沈香淸心丸)

일절의 중풍증을 예방하고 치료에 특효제라 하겠다. 예방은 근본적으로 혈액을 맑게 하고 심장이나 뇌의 모세혈관을 강하게 하며 순환을 강력히 촉진시키면서 막힐 수 있는 것을 풀어 준다. 고혈압, 동맥경화, 뇌혈전, 뇌졸중, 뇌경색, 두통 등을 예방하고 중풍증인 반신불수, 실어증, 구안와사 치료에 응용한다.

6) 침향심장환(沈香心臟丸)

울화(鬱火), 고지혈증, 콜레스테롤 호르몬이 혈중에 증가하여, 심장계 혈관을 약하게 하고 모세혈관이 좁아지거나 막히므로 협심증이 발생하는데, 일정 기간을 복용하면 이를 예방할 수 있고 협심증이나 심장판막증, 심장신경증에 의한 정충증, 불안, 초초, 조급증 등을 치료할 수 있다.

7) 침향계부환(沈香桂附丸)

원기부족으로 비장과 위장의 기능이 무력하므로 기가 허하고 냉해져서 적(積)이 생기고 명치 밑에서 옆구리까지 아프며 포만감이 느껴질 뿐만 아니라, 어지럽고 사지에 힘이 없으며 차가운 증상을 풀어준다. 또한 요통으로 허리를 구부릴 때마다 힘이 들며, 특히 하초가 허하고 냉하여 성기능이 약해지며 고환에 발생하는 일곱 가지 병증을 치유한다.

8) 침향공신단

최근 유네스코에 등재된 한국의 자랑 동의보감에서는 "공신단은 모든 질병을 예방해주는 천하제일의 보약이다. 특히 음주나 스트레스로 인해 간기능이 허약해져 쉽게 피곤하거나 얼굴이 꺼멓게 타들어가는 사람, 눈이 침침한 사람, 눈물이 자주 나거나 종아리에 쥐가 잘 내리거나 근육경련이 일어나는 사람, 더 심해져서 머리가 무겁고 어지러운 사람, 심혈관계 질환이나 혈압으로 고생하는 사람 등에게 좋다. 특히 다양한 알러지질환에도 유효하며 주독을 푸는 데 탁월한 효과를 보이며 신경이 예민한 것을 완화시켜 주고 남자들의 양기가 떨어진 것과 원래 허약한 것까지도 도와주어 100일을 꾸준히 복용하면 만병을 물리치는 약이다" 라고 나와 있다.